全国中等卫生职业教育规划教材

供护理、助产及其他医学相关专业使用

妇科护理

（修订版）

主　编　王月秋　吴晓琴

副主编　陈秀娟　朱　英　姜思艳

编　者　（以姓氏笔画为序）

王月秋　威海市卫生学校

王文瑞　衡水卫生学校

朱　英　新疆巴音郭楞蒙古自治州卫生学校

李　丽　山东省临沂卫生学校

吴晓琴　锦州市卫生学校

陈秀娟　山东省临沂卫生学校

姜思艳　吉林职工医科大学（吉林卫生学校）

科学出版社

北京

内 容 简 介

本书理论教学部分共 13 章,包括女性生殖系统炎症、肿瘤、生殖内分泌疾病、盆底功能障碍性及生殖器官损伤疾病、妇科手术等患者的护理以及计划生育与妇女保健知识。全书每章节设"学习要点""重点提示"和"讨论与思考"。"学习要点"描述本章大纲要求的主要学习内容;"重点提示"将护士执业标准强调的内容、学习难点、重要的知识点、易混概念、学习技巧、执业考试应注意的问题等一一提醒或解释,强化重要的知识点;"讨论与思考"贴近护士执业考试,锻炼学生思维方式和适应性。部分常见疾病提供典型病例,最后附有实训指导,对所学专业知识进行系统的临床实践训练。本版不仅增加"重要知识点""考点"的标注,对每一个"重要知识点""考点"对应编写了 1~3 道练习题,还创新性增加手机版(APP)数字教辅和网络教学内容。APP 简便呈现各章节知识点、考点、练习题,网络教学资料包含教学 PPT 等。

本书供全国中等卫生职业学院护理、助产及其他医学相关专业使用。

图书在版编目 (CIP) 数据

妇科护理 / 王月秋,吴晓琴主编 . —修订本 . —北京:科学出版社,2016
全国中等卫生职业教育规划教材
ISBN 978-7-03-048667-7

Ⅰ. 妇… Ⅱ.①王… ②吴… Ⅲ. 妇科学-护理学-中等专业学校-教材
Ⅳ. R473. 71

中国版本图书馆 CIP 数据核字(2016)第 127409 号

责任编辑:郝文娜 杨小玲 / 责任校对:郭瑞芝
责任印制:赵 博 / 封面设计:黄华斌

科 学 出 版 社 出版
北京东黄城根北街 16 号
邮政编码:100717
http://www.sciencep.com

安泰印刷厂 印刷
科学出版社发行 各地新华书店经销
*

2016 年 6 月第 一 版 开本:787×1092 1/16
2016 年 6 月第一次印刷 印张:11 1/4
字数:262 000
定价:25. 00 元
(如有印装质量问题,我社负责调换)

全国中等卫生职业教育规划教材
编审委员会
（修订版）

全国中等卫生职业教育规划教材

教 材 目 录

（修订版）

全国中等卫生职业教育规划教材
修 订 说 明

《全国中等卫生职业教育规划教材(护理、助产专业)》在编委会的组织下,在全国各个卫生职业院校的支持下,从 2009 年发行至今,已经走过了 8 个不平凡的春秋。在 8 年的教学实践中,教材作为传播知识的有效载体,遵照其实用性、针对性和先进性的创新编写宗旨,落实了《国务院关于大力发展职业教育的决定》精神,贯彻了《护士条例》,受到了卫生职业院校及学生的赞誉和厚爱,实现了编写精品教材的目的。

这次修订再版是在前两版的基础上进行的。编委会全面审视前两版教材后,讨论制定了一系列相关的修订方针。

1. 修订的指导思想　实践卫生职业教育改革与创新,突出职业教育特点,紧贴护理、助产专业,有利于执业资格获取和就业市场。在教学方法上,提倡自主和网络互动学习,引导和鼓励学生亲身经历和体验。

2. 修订的基本思路　首先,调整知识体系与教学内容,使基础课更侧重于对专业课知识点的支持、利于知识扩展和学生继续学习的需要,专业课则紧贴护理、助产专业的岗位需求、职业考试的导向;其次,纠正前两版教材在教学实践中发现的问题;最后,调整教学内容的呈现方式,根据年龄特点、接受知识的能力和学习兴趣,注意纸质、电子、网络的结合,文字、图像、动画和视频的结合。

3. 修订的基本原则　继续保持前两版教材内容的稳定性和知识结构的连续性,同时对部分内容进行修订和补充,避免教材之间出现重复及知识的棚架现象。修订重点放在四个方面:①根据近几年新颁布的卫生法规和卫生事业发展规划及人民健康标准,补充学科的新知识、新理论等内容;②根据卫生技术应用型人才今后的发展方向,人才市场需求标准,结合执业考试大纲要求增补针对性、实用性内容;③根据近几年的使用中读者的建议,修正、完善学科内容,保持其先进性;④根据学生的年龄和认知能力及态度,进一步创新编写形式和内容呈现方式,以更有效地服务于教学。

现在,经过全体编者的努力,新版教材正式出版了。教材共涉及 33 门课程,可供护理、助产及其他相关医学类专业的教学和执业考试选用,从 2016 年秋季开始向全国卫生职业院校供应。修订的教材面目一新,具有以下创新特色。

1. 编写形式创新 在保留"重点提示,适时点拨"的同时,增加了对重要知识点/考点的强化和提醒。对内容中所有重要的知识点/考点均做了统一提取,标列在相关数字化辅助教材中以引起学生重视,帮助学生拓展、加固所学的课程知识。原有的"讨论与思考"栏目也根据历年护士执业考试知识点的出现频度和教学要求做了重新设计,写出了许多思考性强的问题,以促进学生理论联系实际和提高独立思考的能力。

2. 内容呈现方式创新 为方便学生自学和网络交互学习,也为今后方便开展慕课、微课等学习,除了纸质教材外,本版教材创新性提供了手机版 APP 数字化辅助教材和网络教学资源。其中网络教学资源是通过网站形式提供教学大纲和学时分配以及讲课所需的 PPT 课件(包含图表、影像等),手机版数字化教辅则通过扫描二维码下载 APP,帮助学生复习各章节的知识点/考点,并收集了大量针对性强的各类练习题(每章不低于 10 题,每考点 1~5 题,选择题占 60%以上,专业考试科目中的案例题不低于 30%,并有一定数量的综合题),还有根据历年护士执业考试调研后组成的模拟试卷等,极大地提高了教材内涵,丰富了学习实践活动。

我们希望通过本次修订使新版教材更上一层楼,不仅继承发扬该套教材的针对性、实用性和先进性,而且确保其能够真正成为医学教材中的精品,为卫生职教的教学改革和人才培养做出应有的贡献。

本套教材第 1 版和第 2 版由军队的医学专业出版社出版。为了配合当前实际情况,使教材不间断地向各地方院校供应,根据编委会的要求,修订版由科学出版社出版,以便为各相关地方院校做好持续的出版服务。

感谢本系列教材修订中全国各卫生职业院校的大力支持和付出,希望各院校在使用过程中继续总结经验,使教材不断得到完善和提高,打造真正的精品,更好地服务于学生。

编委会

2016 年 6 月

修订版前言

为了贯彻国务院关于大力发展职业教育的决定"精神",适应中等卫生职业教育改革和发展的需要,决定对2009年三年制护理专业《妇科护理》教材进行全面修订,使新版教材更加适应新一轮教学大纲的指导原则,更加切合"护考",更加切合岗位需要。

此版教材修订秉承提高延续发展的原则,在前两版基础上,修订内容紧扣课程教学大纲和执业护士考试大纲,对课程结构的设计坚持做到:第一,克服内容偏深、偏难、偏离标准和大纲基本要求的倾向;第二,优化课程内容,重视知识更新,讲授的内容尽可能做到与国际接轨,以实用性为宗旨,更新了一部分妇科疾病的临床诊断与治疗标准,如以生理性"宫颈柱状上皮异位"取代"宫颈糜烂"的诊断,阴道炎症的规范化治疗及盆腔炎性疾病的新认识等。

本教材理论教学部分共13章,包括女性生殖系统炎症、肿瘤、生殖内分泌疾病、盆底功能障碍性及生殖器官损伤疾病、妇科手术等患者的护理以及计划生育与妇女保健知识。全书内容特点突出表现在每章节设"学习要点""重点提示"和"讨论与思考"。"学习要点"主要体现出大纲的基本要求,设在每章的开始,描述出本章大纲要求的主要学习内容;"重点提示"设在内容之中,是将护士执业标准强调的内容、学习难点、重要的知识点、易混概念、学习技巧、执业考试应注意的问题等一一提醒或解释,强化重要的知识点;每章之后设有"讨论与思考",贴近护士执业考试,主要锻炼学生的思维方式和适应性。此外,还对部分常见疾病提供了典型病例供学习分析。为了学生能熟练掌握护理操作技能,提高综合素质,本教材加大了实践力度,在教材的最后附有实训指导,对所学专业知识进行系统的临床实践训练,以促进学生对妇科护理相关知识的掌握。

本版修订突出特色,第一增加了"重要知识点""考点"的标注,并且对每一个"重要知识点""考点"对应编写了1~3道练习题,进行同步强化训练,加强对相关知识的掌握。第二创新性增加了手机版(APP)数字教辅和网络教学内容。APP简便呈现各章节知识点、考点、练习题、网络教学资料包含教学PPT等。在修订过程中,全体编写人员付出了艰辛的劳动,各参编学校给予了大力支持,在此表示诚挚的谢意。

全书统一使用全国自然科学名词审定委员会公布的妇产科专用名词,规范使用计量单位及药物名称。对本教材的不妥之处,殷切希望使用本教材的教师、学生和妇科同仁提出宝贵意见,以便及时修改更新,谢谢!

编　者
2016年6月

目　录

第 **1** 章

绪　　论

妇科护理是现代护理学的重要组成部分,是诊断、治疗及护理女性生殖系统现存和潜在健康问题的一门学科,为妇女健康提供服务。包括妇科疾病护理、计划生育护理及妇女保健。

一、妇科护理的进展

妇科护理是在医学发展的过程中逐渐形成的。为适应新时期人类健康保健和临床医疗的需求,护理学才逐渐发展成为医学领域内一门独立的学科,妇科护理作为护理学的一个亚学科,随着妇科学的发展,也逐渐形成其独立性和特异性的专科。

妇产科护理最早起源于产科护理,自从有专人照顾妇女完成生育活动,就产生了产科护理的雏形。但妇产科护理学的发展始于近代,新中国成立后,妇女健康受到极大的重视,助产接生开始规范化,随着各级妇幼保健机构的建立和健全,以及出生人口数量的不断增长,各级妇产科医院规模不断扩大,大批的助产士应运而生,国家制定了统一的培养助产士的教学大纲。在广大的护士和助产士承担着内涵广泛的产科护理工作的同时,妇科护理工作同时得到了极大的促进与发展。

进入 20 世纪后,随着基础医学的迅速发展,新技术的广泛应用,使妇科学有了快速的发展。妇科肿瘤学发展极快,如今随着诊断技术的进展及化学治疗的发展,如滋养细胞肿瘤患者的预后已得到极大改善,由此带来了妇科护理方面的许多新课题。伴随着外科微创理念的深入人心,医疗器械、设备的飞速发展,宫腔镜及腹腔镜微创手术的大力开展,妇科大部分开腹手术已经由腔镜手术取代,女性生殖器官的恶性肿瘤根治手术在有些医院已在腔镜下完成。由于辅助生殖技术的大力开展,如控制性超排卵、宫腔内人工授精、体外受精与胚胎移植、胚胎植入前遗传学诊断、卵母细胞胞质内单精子注射法、配子输卵管内移植、配子宫腔内移植等,促进了生殖生理学的迅猛发展。妇女保健学的建立,计划生育措施的持续改进,以及各种监护仪器的临床应用等,都对妇科护理提出更高、更广泛的要求,同时为妇科学的发展开辟了广阔的前景。

> **重点提示**
>
> 　妇科护理已逐渐扩展到妇科肿瘤化学药物治疗的护理,腔镜手术的护理,辅助生殖技术的护理等方面。

　　由于医学模式的转变和社会的发展,妇科护理模式也经历了由"以疾病为中心的护理"和"以患者为中心的护理"到"以整体人的健康为中心的护理"的变革。护士工作场所逐渐由医院扩大到社区、家庭,职责由传统的被动执行医嘱扩大到为服务对象提供整体化护理。

二、妇科护理的研究内容

　　妇科护理研究非妊娠期女性生殖系统生理、心理与病理变化,对其进行护理。主要包括妇科病史及检查配合、女性生殖系统炎症患者的护理、女性生殖系统肿瘤患者的护理、生殖内分泌疾病患者的护理、女性盆底功能障碍性及生殖器官损伤疾病患者的护理等内容。

　　计划生育主要研究女性生育的调控,包括妊娠的预防、非意愿妊娠的处理及生育时期的选择等,通过对生育时机和生育数量的选择,提高妇女健康水平,提高人口素质和控制人口数量。

　　妇女保健以维护和促进妇女健康为目的,以群体为服务对象,以基层为重点,以预防为主,开展以生殖健康为核心的妇女保健工作。

三、妇科护理课程的学习要点

　　妇科护理课程的学习采用理论学习和临床见习相结合的方法,首先进行妇科护理系统化的理论讲授,然后进行临床见习,从而加深感性认识,便于掌握妇科护理的基本理论和基本知识。通过最后一年的临床实习,掌握妇科护理的基本技能,运用护理程序,参与实施整体护理,为护理对象提供护理帮助,缓解疾病痛苦,促进机体康复,并为健康女性提供自我保健知识,预防疾病,维护健康。

　　妇科护理有别于其他学科,表现为护理对象的"特殊性"。除妊娠期、分娩期和产褥期的女性属于产科护理外,妇科护理对象涉及各个年龄段的女性。女性一生各阶段有不同的生理及心理变化,而青春期和围绝经期的女性生理及心理变化尤为显著。在护理过程中,坚持针对护理对象的个体特异性提供个体化整体护理的原则,为护理对象提供高质量的服务,最大限度地满足护理对象的需求。由于女性生殖系统疾病病变部位的隐私性,患者多表现为害羞、焦虑、情绪不稳定、忧郁等,这些心理问题往往导致患者讳疾忌医或不配合治疗。所以,在护理过程中尤其应注意患者的心理变化,加强心理疏导,并保护患者的隐私。

重点提示

　　在妇科护理工作中要高度重视患者的心理问题。我国有相当部分的女性患者,患有不同程度的妇科病,因羞于启齿或心理原因,长期忍受病痛,延误治疗。针对这一问题,呼吁广大女性患者,有了妇科病一定要及时就医,不要侥幸等待或盲目用药。

　　妇科护理的特点是"急"和"快"。作为妇科护理工作者,应拥有娴熟的护理学基本技术、丰富的护理学知识、强烈的爱心与责任心,才会极大地提高妇科护理质量,才能做到反应敏捷、技术熟练,更好地为广大女性提供服务。

讨论与思考

1. 作为一名优秀的妇科护理工作者应具备哪些素质?
2. 如何学好妇科护理?

（陈秀娟）

第 2 章

妇科病史检查及护理配合

第一节　妇科病史

一、病史采集

　　妇科病史的采集,除采集一般内科病史相同外,主要应询问有关妇科疾病的特殊病史。因常常涉及患者的隐私和与性生活有关的内容,在进行病史采集时要做到语言亲切,态度和蔼,尊重并保护患者的隐私。

二、病史内容

(一)一般项目

　　一般项目包括姓名、性别、年龄、婚姻、民族、籍贯、职业、文化程度、住址、入院时间、入院方式、病史陈述者、病史可靠程度等。

(二)主诉

　　主诉为患者就诊的主要症状及其持续的时间。

(三)现病史

　　主诉包括从患病开始至就诊时疾病的发生、发展和诊治的全过程,按时间顺序书写。还需了解患者有无伴随症状及其出现的时间,饮食、大小便、体重、睡眠、体力改变及心理变化。询问要点如下:

　　1. 阴道出血　指阴道、宫颈与子宫的出血,以子宫出血最多见。表现为经量增多、经期延长、不规则或持续性出血、接触性出血等。需详细了解患者的年龄,出血的时间、量、颜色、有无血块以及与月经周期的关系,有无伴随症状等,并要问清末次月经日期。

2. 白带异常　正常情况下阴道有少量乳白色分泌物,为阴道黏膜的渗出物、宫颈与子宫内膜腺体的分泌物。当生殖器官出现炎症或肿瘤继发感染时,表现为白带异常,呈脓性、血性、黄色水样、豆渣样或凝乳样等。注意询问白带的色、量、气味、性状及伴随症状等。

3. 下腹部包块　妇科下腹部包块常常来自子宫、输卵管和卵巢。应仔细询问发现包块的时间、部位、大小、硬度、活动度、生长速度、有无压痛、是否伴发腹痛及阴道出血等。

4. 下腹痛　多为妇科疾病引起。应详细询问腹痛起病缓、急,发生的部位、性质、程度,有无放射痛,与月经周期的关系,是否伴发其他症状,如阴道出血、休克、发热等。

(四)既往史

既往史包括既往身体健康情况,曾患何种疾病,特别是妇科疾病与诊治情况,有无传染病史、手术外伤史、输血史、过敏史、预防接种史等。

(五)月经史

月经史包括初潮年龄、月经周期、每次月经持续的时间、月经量及颜色、有无血块及痛经。常规询问末次月经时间。如月经量异常,还应问清前次月经情况。绝经者,应询问绝经年龄、绝经后有无阴道出血及白带异常。月经史的简写方式为:初潮年龄 $\dfrac{经期}{月经周期}$。如 13 岁月经初潮,月经周期为 28~30d,经期为 5~7d,可简写为:$13\dfrac{5 \sim 7}{28 \sim 30}$。

(六)婚育史

婚育史包括初婚或再婚年龄、男方健康状况、是否近亲婚配、同居情况、性病史。询问足月产、早产、流产次数及现存子女数,可用数字简写表达,依次为足-早-流-存或孕×产×,如足月产 1 次、早产 0 次、流产 3 次,现存子女 1 人,可简写为 1-0-3-1 或用 G. P. L. A.(妊娠 4 次,分娩 1 次,存活子女 1 人,流产 3 次)表示。了解分娩方式,有无难产史,产后或流产后有无出血、感染或其他并发症。采用何种方法避孕或绝育,效果如何。

重点提示

妇科病史内容中,生育史简写表达方式为足-早-流-存或孕×产×。

(七)个人史

询问患者生活和居住情况,出生地和曾居住的地方,是否到过疫区,有无烟酒等嗜好。

(八)家族史

应了解父母、兄弟姐妹及子女等健康状况。注意家族成员中有无遗传性疾病,可能与遗传有关的疾病,如糖尿病、原发性高血压病、癌症及传染病(如结核)等。

第二节　体格检查

体格检查是在采集病史之后,按先后顺序进行全身检查、腹部检查和盆腔检查。盆腔检查又称妇科检查,为妇科所特有。

一、全 身 检 查

测量体温、脉搏、呼吸、血压及体重,观察患者的神志、精神状态、体态及营养发育情况,检查皮肤、淋巴结、心、肺、肝、脾及乳房发育状况。必要时查血常规、血型及尿常规等。若发现异常,应积极处理。

二、腹 部 检 查

腹部检查是妇科体格检查的重要组成部分,包括视诊、触诊、叩诊、听诊。观察腹部是否隆起、腹部有无手术瘢痕、妊娠纹、静脉曲张等。触诊肝、脾、肾有无肿大或压痛,是否触及包块,如有包块,应描述包块的部位、大小(以厘米表示)、形状、质地、活动度、表面是否光滑、有无压痛等,腹部有无压痛、反跳痛及肌紧张。叩诊时注意有无移动性浊音。听诊肠鸣音情况。若合并妊娠,应测量宫底的高度和腹围、检查胎位并听胎心音。

三、盆 腔 检 查

盆腔检查又称妇科检查,包括外阴、阴道、宫颈、宫体及双附件的检查。

(一)基本要求

1. 检查者态度要严肃认真,语言亲切,操作轻柔。注意保护患者隐私,冬天注意保暖。

2. 检查前应排空膀胱,必要时导尿,尿失禁患者除外。大便充盈者应在排便后或灌肠后进行。

3. 注意消毒隔离,尤其是检查用器械、置于臀部下面的垫单或一次性治疗单,应检查1人更换1次,防止医源性交叉感染。

4. 协助患者取膀胱截石位。臀部置于检查床的边缘,头部稍微抬高,两手平放于身旁,以利于腹肌放松。检查者面向患者,站于患者两腿之间。不宜搬动的危重症患者,可在病床上进行检查。

5. 月经期不做妇科检查,如有异常阴道出血则必须检查,检查前首先消毒外阴,戴无菌手套操作,防止发生感染。

6. 未婚女性应禁止进行阴道窥器检查及双合诊检查,一般只做直肠-腹部诊。如确有检查必要时,应征得患者及家属同意后才可进行阴道窥器检查及双合诊检查。

7. 男医师对患者进行检查时,需有其他女性医护人员在场,以减轻患者的紧张心理和避免发生不必要的误会。

> **重点提示**
>
> 有关妇科检查的注意事项是:①检查前要排空膀胱,必要时导尿;②取膀胱截石位;③检查用器械及臀部下面的垫单应检查1人更换1次;④未婚者只做直肠-腹部诊,禁止做双合诊和阴道窥器检查。

(二)检查方法及步骤

一般按外阴、阴道、宫颈、宫体、双附件的顺序进行检查和记录。

1. 外阴部检查 观察外阴部的发育、阴毛多少和分布情况,有无炎症、溃疡、肿块或赘生物,观察皮肤、黏膜颜色,有无色素减退或白斑,有无增厚或萎缩。然后分开小阴唇,暴露阴道前庭观察阴道口和尿道口,查看尿道口周围黏膜色泽和有无赘生物,阴道口处女膜是否完整。盆底松弛者应嘱患者用力向下屏气,观察有无尿失禁、子宫脱垂、阴道前后壁膨出等。

2. 阴道窥器检查 通过阴道窥器观察阴道和宫颈的情况。

(1)检查方法:将阴道窥器两叶合拢,表面涂润滑剂以利插入,用左手拇指和示指分开两侧小阴唇,右手持阴道窥器沿着阴道后侧壁缓慢斜行插入阴道内,然后向上向后推进,同时将阴道窥器两叶转正并张开两叶,暴露宫颈、阴道壁及阴道穹窿,再旋转阴道窥器,充分暴露阴道各壁(图2-1)。取出时应将阴道窥器两叶合拢后再退出,注意勿将阴道壁或宫颈组织夹入阴道窥器内而引起疼痛。

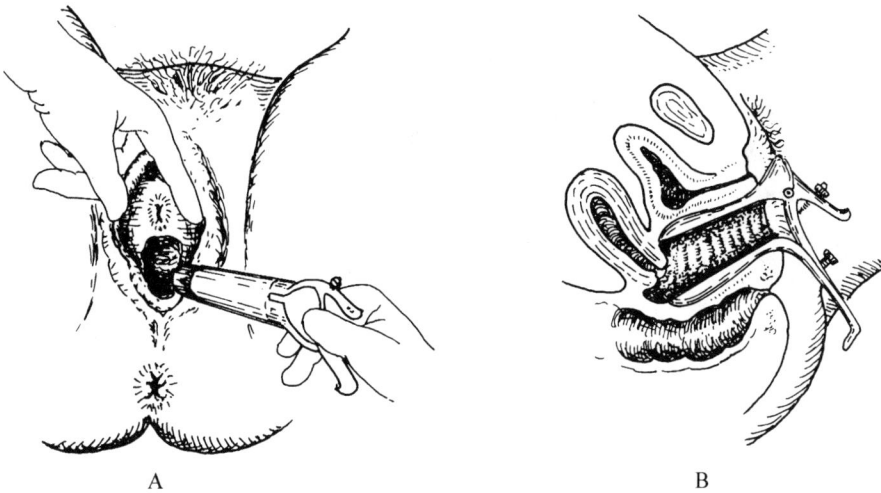

A   B

图 2-1 阴道窥器检查
A. 放置阴道窥器;B. 阴道窥器下暴露宫颈及阴道侧壁

(2)观察内容:①观察阴道。观察阴道壁黏膜颜色、皱襞多少,是否有阴道横膈、纵隔或双阴道等畸形,有无溃疡、囊肿、赘生物等,观察阴道分泌物的量、性质、色泽、气味。阴道分泌物异常者,应做滴虫、假丝酵母菌、线索细胞等检查。②观察宫颈。观察宫颈大小、颜色、外口形状,有无撕裂、柱状上皮异位、息肉、腺囊肿、赘生物或接触性出血,宫颈管内有无出血或分泌物。同时可在宫颈外口鳞-柱上皮交接部采集标本做宫颈细胞学检查。

3. 双合诊检查 检查者示、中两指放入阴道内,另一只手在腹部配合检查,称为双合诊。目的在于检查阴道、宫颈、宫体、卵巢、输卵管、宫旁结缔组织及盆腔内壁有无异常。

检查方法:检查者一手戴无菌手套,示、中两指蘸少许润滑剂后放入阴道内,触摸阴道的弹性、通畅度、深度,有无触痛、畸形、肿块,后穹窿有无结节及饱满感。再触摸宫颈大小、形状、软硬度及外口情况,有无举痛、摇摆痛,有无接触性出血。根据宫颈外口的方向,判断宫体为后倾或前倾。随后将阴道内手指放在宫颈后方,向上向前方抬举宫颈,另一只手掌心朝下手指从腹部平脐处开始到耻骨联合部位由上往下按压腹壁,与阴道内手指相互对合,可查清子宫的位置、大小、形状、软硬度、活动度及有无压痛(图2-2A)。查清子宫后,将阴道内两指移向侧穹窿,另一只手从同侧下腹壁髂嵴水平开始,由上往下按压腹壁,与阴道内手指相互对合,检查宫旁组织、卵巢、输卵管。正常输卵管难以触清,卵巢有时可触及,压之有酸胀感。注意附件有无增厚、压痛或肿块(图 2-2B)。如扪及肿块,应进一步查清肿块的大小、形状、软硬度、活动度、有无压痛以及与子宫的关系。

4. 三合诊检查　经阴道、直肠、腹部联合检查称为三合诊。即以一手示指伸入阴道、中指伸入直肠,另一手置于下腹部协同触诊(图 2-2C)。三合诊检查是对双合诊检查不足的重要弥补,能更清楚了解后倾后屈子宫的大小、子宫后壁情况,以及主韧带、宫骶韧带、子宫直肠陷凹、阴道直肠隔、盆腔内侧壁及直肠等情况,注意有无增厚、压痛及肿瘤。对宫颈癌患者必须做三合诊检查,以确定临床分期,选择治疗方法。

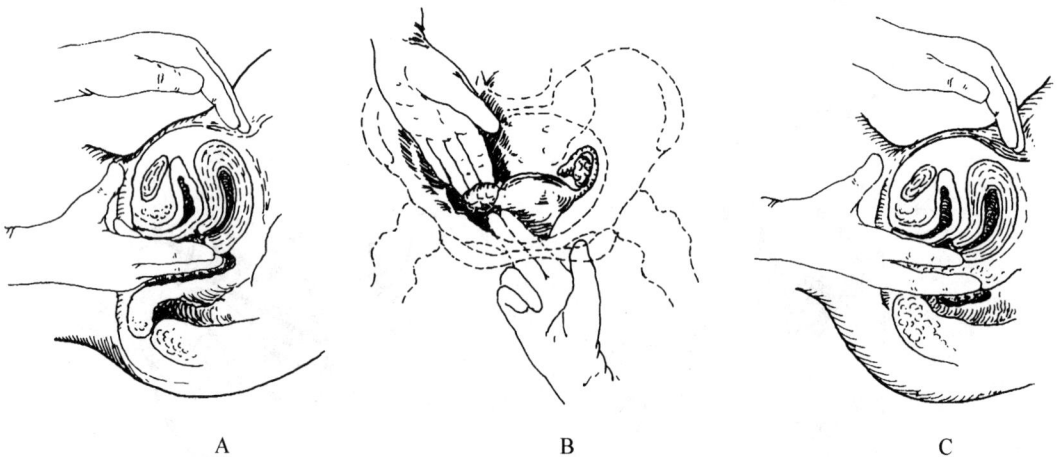

图 2-2　双合诊及三合诊检查
A. 双合诊检查子宫;B. 双合诊检查附件;C. 三合诊

重点提示

　　三合诊检查是为了弥补双合诊的不足,了解后倾后屈子宫的大小及盆腔后部的情况。

5. 直肠-腹部诊　是指经直肠和腹部的联合检查。即一手示指伸入直肠,另一手放在下腹部进行检查,适用于未婚、月经期或阴道闭锁的患者。

6. 记录　盆腔检查结束后按顺序记录检查结果。

(1)外阴:发育情况、阴毛分布形态、婚产类型,若有异常情况要详细记录。

(2)阴道:是否通畅,黏膜情况,分泌物的量、色、性状、有无异味。

(3)子宫颈:大小、硬度,有无柱状上皮异位、息肉、腺囊肿,有无接触性出血,有无宫颈举痛等。

(4)子宫:位置、大小、形状、硬度、活动度及有无压痛。

(5)附件:有无肿块、增厚、压痛。若触及肿块,应记录肿块的位置、大小、形状、硬度、表面光滑与否、活动度、有无压痛以及与子宫的关系。左右两侧分别记录。

第三节　妇科常用特殊检查及护理配合

一、生殖道脱落细胞学检查

生殖道脱落上皮细胞包括阴道上段、宫颈阴道部、子宫、输卵管及腹腔的上皮细胞,生殖道上皮细胞受卵巢激素的影响出现周期性的变化,因此,检查生殖道脱落细胞既可以反映体内的性激素水平,又可以协助诊断生殖器不同部位的恶性肿瘤及观察其治疗效果。

(一)目的

了解卵巢功能,筛查生殖器肿瘤。

(二)方法

1. 阴道涂片　已婚妇女,在阴道侧壁上 1/3 处轻轻刮取黏液及细胞作涂片、固定;未婚妇女,将浸湿的消毒棉签深入阴道,在其上 1/3 处轻卷后取出棉签,涂片、固定。

2. 宫颈刮片　是筛查早期宫颈癌的重要方法。用刮板在宫颈外口鳞-柱上皮交接处,轻轻刮取一周,涂片、固定。因该方法获取细胞数目较少,制片粗劣,现多推荐涂片法。

3. 宫颈管涂片　用无菌干棉球轻轻擦净宫颈表面的分泌物,将"细胞刷"置于宫颈管内,达宫颈外口上方 10mm 左右,在宫颈管内旋转 360° 后取出,将附着于"细胞刷"上的标本洗脱于保存液中。涂片液基细胞学尤其是薄层液基细胞学检查(TCT)所制备的单层细胞涂片效果清晰,阅片容易。此外,该技术可供高危型 HPV DNA 检测和自动阅片。宫颈细胞学检查是子宫颈上皮内瘤变(CIN)和早期子宫颈癌筛查的基本方法,也是诊断的必需步骤。相对于高危型 HPV DNA 检测,细胞学检查特异性高,但敏感性较低。建议妇女在性生活开始 3 年后或 21岁后开始进行宫颈细胞学检查,并结合 HPV DNA 检测定期复查。

4. 宫腔吸片　将塑料吸管送入宫腔内达宫底部,上下左右转动方向吸取分泌物,涂片、固定。

(三)护理配合

1. 检查前的准备
(1)采集标本前 24h 内禁止性生活、阴道灌洗、阴道上药及阴道检查。
(2)采集标本的用具必须无菌、干燥。

2. 采集标本　配合协助患者取膀胱截石位,先将宫颈表面的分泌物拭净,采集标本时动作轻、稳、准,及时送检标本并注意收集结果。

> **重点提示**
>
> 宫颈刮片细胞学检查是筛查早期宫颈癌的重要方法。

二、宫颈脱落细胞 HPV DNA 检测

人乳头瘤病毒(HPV)感染能引起子宫颈上皮内瘤变(CIN)和子宫颈癌的发生,不同的

HPV 型别其致病能力存在差异,高危型别 HPV 的持续感染是促使子宫颈癌发生的最主要因素。所以,HPV 感染的早发现、准确分型和病毒定量对子宫颈癌的防治具有重要意义。

(一)HPV 检测方法

1. PCR 检测 HPV DNA。

2. 杂交捕获 HPV DNA 分析。

3. 病理组织学检查。

(二)HPV 检测的临床价值

1. 与子宫颈细胞学检查联合或单独使用进行子宫颈癌的初筛,可有效减少子宫颈细胞学检查的假阴性结果。2003 年卫生部疾控司《子宫颈癌筛查临床实践指南》建议,3 年以上性行为或 21 岁以上有性行为者应每年一次子宫颈细胞学检查,连续两次子宫颈细胞学检查正常可改为 3 年后复查;连续两次 HPV 检测和子宫颈细胞学检查正常者可延至 5 年后复查。

2. 可根据 HPV 感染的基因型预测受检者患有子宫颈癌的风险,如 HPV16 型或 HPV18 型阳性患者,其未明确诊断意义的不典型鳞状细胞(ASCUS)或低度鳞状上皮内病变(LSIL)转变为 CIN Ⅲ 的概率远远高于其他 HPV 型别阳性或未检测出 HPV 者;子宫颈细胞学阴性而高危型 HPV 阳性者,一般不作处理,但发病风险较高,应坚持定期随访。

3. 对未明确诊断意义的不典型鳞状上皮细胞/腺上皮细胞,应用 HPV 检测可进行有效的分流。仅高危型 HPV 检测阳性者需进一步进行阴道镜检查及宫颈活组织检查,对 HPV DNA 检测阴性患者进行严密随访。

4. 对宫颈高度病变手术治疗后的患者,HPV 检测可以作为疗效判断和随访检测的手段,预测病变恶化或术后复发的风险。术后 6~12 个月检测 HPV 阴性,表明病灶切除干净。术后 HPV 检测阳性,表明有残余病灶及复发的可能,需严密随访。

(三)护理配合

配合采集标本,及时送检标本,并注意收集结果。

三、妇科肿瘤标志物检查

肿瘤标志物是肿瘤细胞异常表达所产生的蛋白抗原或生物活性物质,可以在肿瘤患者的组织、血液、体液及排泄物中检测出来,有助于肿瘤诊断、鉴别诊断及监测。

1. 癌抗原 125

(1)检测方法:癌抗原 125(CA125)检测多选用放射免疫测定方法和酶联免疫法。常用的血清检测阈值为 35U/ml。

(2)临床意义:CA125 是目前世界上应用最为广泛的卵巢上皮性肿瘤标志物,用于鉴别诊断盆腔肿块,检测治疗后病情进展及判断预后等。对子宫颈腺癌、子宫内膜癌的诊断也有一定的敏感性。子宫内膜异位症患者 CA125 水平增高,但很少超过 200U/ml。

(3)护理配合:采集标本,及时送检标本,并注意收集结果。

2. 甲胎蛋白

(1)检测方法:甲胎蛋白(AFP)是由胚胎肝细胞及卵黄囊产生的一种糖蛋白,通常应用放射免疫测定方法和酶联免疫法。血清正常值为<20μg/L。

(2)临床意义:对卵巢恶性生殖细胞肿瘤尤其是卵巢内胚窦瘤的诊断和监视有较高的价值。

(3)护理配合:采集标本,及时送检标本,并注意收集结果。

3. 癌胚抗原

(1)检测方法:癌胚抗原(CEA)检测多选用放射免疫测定方法和酶联免疫法。血清正常阈值一般不超过 2.5μg/L。CEA>5μg/L 可视为异常。

(2)临床意义:借助 CEA 测定,对动态监测各种妇科恶性肿瘤的病情变化和观察治疗效果,有较高的临床价值。

(3)护理配合:采集标本,及时送检标本,并注意收集结果。

4. 雌激素受体与孕激素受体

(1)检测方法:雌激素受体(ER)与孕激素受体(PR)多常用单克隆抗体组织化学染色定性测定,如果从细胞或组织匀浆进行测定,定量参考阈值 ER 为 20pmol/ml,PR 为 50pmol/ml。

(2)临床意义:对指导应用激素治疗子宫内膜癌具有确切价值。

(3)护理配合:收集标本,及时送检标本,并注意收集结果。

四、女性生殖器官活组织检查

生殖器官活组织检查是指在生殖器官病变处或可疑部位取小部分组织做病理学检查,简称活检。多数活检可以作为诊断的最可靠依据。

(一)宫颈活体组织检查

宫颈活体组织检查是确诊宫颈癌前病变或浸润癌的重要诊断方法。

1. 适应证

(1)宫颈脱落细胞学涂片检查巴氏Ⅲ级或Ⅲ级以上;TBS 分类鳞状上皮细胞异常 LSIL 及以上者。

(2)阴道镜检查反复可疑阳性或阳性者。

(3)可疑宫颈癌或慢性特异性炎症,需进一步明确诊断者。

2. 检查方法 暴露宫颈,拭净宫颈表面分泌物,局部消毒,用活检钳在鳞-柱上皮交接处或特殊病变处取材,可疑宫颈癌者选多点活检,即在 3、6、9、12 点处取材。为了提高诊断阳性率,可在碘试验不着色区域或阴道镜检异常区多点活检。宫颈局部钳取后的创面用带尾棉球压迫止血,嘱患者 24h 后自行取出。

3. 护理配合

(1)术前准备:患有阴道炎症,应治愈后再取样活检。指导患者在月经干净后 3~7d 进行检查。

(2)术中配合:及时递送所需物品。

(3)术后护理:①多点活检的组织应分装于已标记好的标本瓶中固定;②嘱患者 24h 后自行取出阴道内的带尾棉球,若阴道出血过多应及时就诊;③保持外阴清洁,1 个月内禁盆浴及性生活。

重点提示

宫颈和宫颈管活组织检查是确诊宫颈癌和宫颈癌前病变的最可靠依据。

(二)诊断性宫颈锥切术

1. 适应证

(1)宫颈刮片细胞学检查多次找到恶性细胞,但宫颈多处活检和分段诊刮病理检查均未发现病灶者。

(2)宫颈活检为 CIN Ⅲ需要确诊,或可疑早期浸润癌,为明确病变累及程度以及决定手术范围。

2. 锥切方法

(1)硬膜外麻醉下,取膀胱截石位,消毒外阴、阴道,铺无菌巾。

(2)导尿后,用阴道窥器暴露宫颈,消毒阴道、宫颈及宫颈外口。

(3)用宫颈钳钳夹宫颈前唇向外牵引,扩张宫颈管,并且做宫颈管搔刮术。宫颈涂碘液,在病灶外或碘不着色区外 0.5cm 处,用尖刀在宫颈表面做一环形切口,深约 0.2cm。按 30°~50°向内做宫颈锥形切除。根据手术指征不同,深入宫颈管 1~2.5cm 锥形切除。

(4)创面用无菌纱布压迫止血。若有动脉出血,用可吸收线缝扎止血。

(5)将要行子宫切除者,最好在锥切术后 48h 内进行子宫切除,可行宫颈前后唇相对封闭创面止血。若不能在短期内进行子宫切除或无需进一步手术者,应进行宫颈成形缝合术或荷包缝合术。

3. 护理配合

(1)术前准备:患有急性或亚急性阴道、宫颈、子宫及盆腔炎症,应治愈后再行宫颈锥切术。有血液病等出血倾向者,先纠正凝血功能障碍后再行手术。指导患者在月经干净后 3~7d 手术。

(2)术中配合:及时递送所需物品。

(3)术后护理:①在标本的 12 点处做一标记,标本用 10% 甲醛溶液固定,送病理检查;②术后用抗生素预防感染;③保持外阴清洁。术后 6 周探查宫颈管有无狭窄。2 个月内禁止盆浴及性生活。

(三)诊断性刮宫

诊断性刮宫简称诊刮,刮取子宫内膜和内膜病灶进行活组织检查,做出病理诊断,是诊断宫腔疾病最常用的方法。怀疑同时患有宫颈管病变时,需对宫颈管及宫腔分别进行诊断性刮宫,简称分段诊刮。

1. 适应证

(1)适用于异常阴道出血或阴道排液需证实或排除子宫内膜癌、宫颈管癌或其他病变,如流产、子宫内膜炎等。

(2)不孕症患者了解有无排卵,并能发现子宫内膜病变,如子宫内膜结核等。

(3)功能失调性子宫出血患者,彻底刮宫有助于诊断,同时又能迅速止血。

2. 禁忌证

(1)生殖器官的急性或亚急性炎症。

(2)可疑妊娠。

(3)严重的全身性疾病不能耐受手术者。

(4)体温>37.5℃者。

3. 刮宫方法　消毒外阴、阴道与宫颈,用子宫探针测定宫腔的深度,然后用小刮匙沿宫腔四壁、宫底及两侧角有秩序地刮除全部内膜,刮出物均送病理检查。为鉴别子宫内膜癌及宫颈癌或子宫内膜癌累及宫颈管,必须行分段诊刮,先不要探查宫腔深度,以免将宫颈管的组织带入宫腔混淆诊断。先刮宫颈管(用小刮匙自宫颈内口至外口顺序刮一周),再刮宫腔,刮出物分别装瓶,固定,送病理检查。可疑子宫内膜结核,刮宫时特别注意刮子宫两角部。

4. 护理配合

(1)术前准备:生殖器官急性炎症应治愈后再刮宫。准备用物,告知患者手术时间,不孕症或功能失调性子宫出血患者应在月经前或月经来潮 6h 内刮宫,以判断有无排卵及黄体功能不良。

(2)术中配合:及时递送所需物品。

(3)术后护理:①将刮出物装于已标记好的标本瓶中固定,及时送病理检查;②留患者在观察室内观察 1h,无腹痛及内出血征象时方可离院;③保持外阴清洁,术后 2 周内禁盆浴及性生活,以防感染。

> **重点提示**
>
> 分段诊刮是诊断子宫内膜癌最常用、最有价值的辅助诊断方法。

五、女性内分泌激素测定

(一)目的

临床测定雌激素、孕激素、催乳素、卵泡刺激素、黄体生成素等,了解卵巢功能,对不孕症、闭经、功能失调性子宫出血及多囊卵巢综合征等疾病可协助诊断。人绒毛膜促性腺激素测定对早孕和滋养细胞肿瘤的诊断与随访有很高的价值。

(二)方法

抽取外周血进行测定。常用方法包括气相色谱层析法、分光光度法、荧光显示法、酶标记免疫法及放射免疫测定法。

(三)护理配合

详细了解患者的月经周期,为医师分析激素水平、诊断疾病提供依据。

六、输卵管通畅检查

(一)目的

检查输卵管是否通畅,了解宫腔形态、输卵管形态及输卵管阻塞的部位。

(二)方法

1. 输卵管通液术　将宫颈导管置入宫腔,通过导管向宫腔内注入液体,根据注液阻力大小、有无回流、注入液体量及患者的感觉等,判断输卵管是否通畅。操作简单,是检查输卵管是否通畅的方法之一,同时具有一定的治疗功效。

2. 子宫输卵管造影术　通过导管向宫腔及输卵管注入造影剂,行 X 线透视及摄片。根据造影剂在输卵管及盆腔内的显影情况,观察输卵管通畅程度或阻塞部位及宫腔形状、大小、有无畸形或其他病变等。

（三）护理配合

1. 术前准备　告知患者术前 3d 禁性生活，月经干净 3~7d 检查。术前半小时肌内注射阿托品 0.5mg。造影者做碘过敏试验。术前排空膀胱，便秘者行清洁灌肠，以使子宫保持正常位置。

2. 术中配合　所用无菌液体以接近体温为宜，以防造成输卵管痉挛。检查时宫颈导管必须紧贴宫颈外口，以防液体或造影剂外漏。推注液体或造影剂时用力不宜过大，推注不宜过快，防止损伤输卵管。注意观察患者有无下腹疼痛及疼痛的程度。造影时透视下若发现造影剂进入异常通道，患者出现咳嗽，应警惕发生栓塞，要立即停止操作，取头低脚高位，严密观察病情。

3. 术后护理

（1）安置患者休息，观察 1h 无异常方可离院。

（2）术后 2 周内禁盆浴及性生活，酌情给予抗生素预防感染。

> **重点提示**
>
> 输卵管通畅检查操作时间应在月经干净 3~7d，术前 3d 禁性生活，术前排空膀胱。

七、常用穿刺检查

（一）经腹壁腹腔穿刺术

通过腹壁腹腔穿刺术抽出腹腔液体或组织，达到诊断目的，兼有治疗作用。

1. 适应证

（1）协助诊断腹腔积液的性质。

（2）确定靠近腹壁的盆腔及下腹包块的性质。

（3）穿刺放出部分腹水，减轻腹部压迫症状，使腹壁松弛，便于腹部及盆腔检查。

（4）腹腔穿刺注入化疗药物，行腹腔化疗。

（5）腹腔穿刺注入二氧化碳气体，行气腹 X 线造影，盆腔器官可以清晰显影。

2. 禁忌证

（1）疑腹腔内严重粘连，尤其是晚期卵巢癌广泛盆腹腔转移导致肠梗阻者。

（2）疑巨大卵巢囊肿。

（3）大量腹水伴严重电解质紊乱。

（4）精神紊乱或不能配合穿刺者。

（5）中晚期妊娠。

（6）弥散性血管内凝血。

3. 穿刺方法

（1）经腹 B 超引导穿刺，需先充盈膀胱，确定肿块部位，再排空膀胱进行穿刺，如经阴道 B 超引导下穿刺，术前需排空膀胱。

（2）穿刺体位：仰卧位。

（3）穿刺点选择：脐与左髂前上棘连线中外 1/3 交界处，囊内穿刺点应在囊感最明显部位。

（4）消毒、铺无菌巾、戴无菌手套。

（5）一般不需要麻醉。

（6）用 7 号穿刺针从穿刺点垂直刺入腹腔，固定针头，拔去针芯，见液体流出，抽取适量液体送检。

（7）细针穿刺活检：细针在超声引导下穿入肿块组织，抽取少量组织，送组织学检查。

（8）操作结束，拔出穿刺针。局部再次消毒，无菌纱布包扎，固定。

4. 术后护理

（1）大量放液时，严密观察患者的生命体征，注意放液速度不宜过快，每小时不应超过 1000ml，一次放液量不应超过 4000ml。若出现休克征象，应立即停止放液。放液过程中腹部用腹带束腹，并逐渐缩紧腹带，以防腹压骤降，内脏血管扩张引起休克。

（2）术后卧床休息 8~12h，必要时可给予抗生素预防感染。

（二）经阴道后穹窿穿刺术

子宫直肠陷凹是腹腔最低部位，腹腔内的积血、积液、积脓易积于此处。阴道后穹窿与子宫直肠陷凹毗邻，选择经阴道后穹窿穿刺术进行抽出物的肉眼观察、化验、病理检查，是妇产科常用的辅助诊断方法。

1. 适应证

（1）疑腹腔内出血，如宫外孕、卵巢黄体破裂。

（2）疑盆腔积液、积脓，穿刺了解积液性质，盆腔脓肿穿刺引流及注射药物。

（3）位于子宫直肠陷凹内的盆腔包块，穿刺抽吸肿块内容物做涂片或细胞学检查协助诊断。若疑为恶性肿瘤，细针穿刺活检，送组织学检查。

（4）B 超引导下行卵巢子宫内膜异位囊肿或输卵管妊娠部位注射药物治疗。

（5）B 超引导下穿刺取卵，用于各种助孕技术。

2. 禁忌证

（1）盆腔严重粘连，子宫直肠陷凹被粘连块状物完全占据，并已凸向直肠。

（2）疑肠管与子宫后壁粘连，穿刺易造成肠管或子宫损伤。

（3）异位妊娠采用非手术治疗时应避免穿刺，以免引起感染。

3. 穿刺方法

（1）排空膀胱，取膀胱截石位，消毒、铺巾，阴道检查了解子宫、附件情况，并注意阴道后穹窿是否膨隆。

（2）阴道窥器暴露宫颈及阴道后穹窿，消毒，宫颈钳钳夹宫颈后唇，并向前提拉，充分暴露阴道后穹窿，再次消毒。

（3）用腰穿针接 10ml 注射器，于后穹窿中央即宫颈后唇与阴道后壁交界处稍下方，与宫颈管平行进针刺入 2~3cm，有落空感后开始抽吸。

（4）操作结束，拔出穿刺针，取出阴道窥器。

4. 注意事项

（1）抽出物为血液，放置 5min，若凝固为血管内的血液或滴在纱布上出现红晕，为血管内的血液。若放置 6min 仍不凝固，则判定为腹腔内出血。

（2）未抽出血液，不能完全除外宫外孕和腹腔内出血。

（3）抽出液体，根据初步诊断分别进行涂片、药敏、细胞学检查等，抽取组织送组织学检查。

（三）经腹壁羊膜腔穿刺术

经腹壁羊膜腔穿刺术是妊娠中晚期用穿刺针经腹壁、子宫壁进入羊膜腔抽取羊水供临床分析诊断，或注射药物进行治疗的一种方法。

1. 适应证

（1）产前诊断：羊水细胞染色体核型分析、基因、基因产物检测：对产前筛查疑有异常胎儿的高危孕妇进行羊膜腔穿刺抽取羊水细胞，通过检查明确胎儿性别、确诊胎儿染色体病及遗传病等。

（2）治疗

a. 胎儿异常或死胎需行羊膜腔内注射依沙吖啶引产终止妊娠。

b. 胎儿未成熟，但必须短时间内终止妊娠，需羊膜腔内注射地塞米松 10mg，以促胎儿肺成熟。

c. 胎儿无畸形而羊水过多，需放出适量的羊水以改善压迫症状，延长孕期。

d. 胎儿无畸形而羊水过少，可间断向羊膜腔内注入适量的 0.9% 氯化钠注射液，预防胎盘、脐带受压，减少胎儿肺发育不良或胎儿窘迫。

e. 胎儿生长受限，可向羊膜腔内注入氨基酸等以促进胎儿发育。

f. 母儿血型不合需给胎儿输血。

2. 禁忌证

（1）产前诊断有：①孕妇有流产征兆；②术前 24h 内有 2 次体温在 37.5℃ 以上。

（2）羊膜腔内注射依沙吖啶引产有：①心、肝、肺、肾疾病的活动期或功能严重异常；②各种疾病的急性期；③急性生殖道炎症；④术前 24h 内有 2 次体温在 37.5℃ 以上。

3. 穿刺方法

（1）穿刺部位定位

①手法定位：固定子宫，于宫底下 2~3 横指中线或两侧囊性感明显的部位作为穿刺点。

②B 超定位：穿刺前先行胎盘、羊水定位，穿刺时尽量避开胎盘，在羊水相对较多的暗区进行穿刺或在 B 超引导下直接穿刺。

（2）排空膀胱，取仰卧位，消毒，铺巾。

（3）用 22 号腰穿针在选择好的穿刺点垂直刺入腹部，达羊膜腔。拔出针芯即有羊水溢出，抽取所需羊水或直接注射药物。

（4）将针芯插入穿刺针内，迅速拔出穿刺针，无菌纱布包扎，加压 5min 固定。

4. 注意事项

（1）孕周选择：①胎儿异常引产宜在妊娠 16~26 周；②产前诊断宜在妊娠 12~22 周，此时羊水相对较多、易抽取，且羊水细胞易存活，培养成功率高。

（2）严格无菌操作，以防感染。尽量一次穿刺成功，避免多次操作，最多不得超过 2 次。

（3）穿刺前明确胎盘位置，若经胎盘穿刺，羊水可能通过穿刺孔进入母体血液循环，而导致羊水栓塞。穿刺及拔针前后应注意孕妇有无呼吸困难、发绀等表现，警惕羊水栓塞的发生。

（4）抽不出羊水，稍加调整穿刺的方向、深度即可。

(5)抽出血液,应立即拔出穿刺针,压迫穿刺点,并加压包扎。胎心如无异常,1 周后再行穿刺。

(6)术后严密观察有无腹痛、阴道出血等不良反应。

八、影 像 检 查

(一)超声检查

1. B 超检查　B 超检查是应用二维超声诊断仪,在荧屏上以强弱不等的光点、光团、光带或光环显示超声探头所在部位脏器或病灶的断面形态,以及其与周围脏器的关系,可进行实时动态观察和照相。检查途径有经腹壁和经阴道两种。

(1)经腹壁超声检查:检查前适度充盈膀胱,形成良好的“透声窗”,以便于显示盆腔内脏器及病变。取仰卧位,暴露下腹部,检查区皮肤上涂耦合剂。检查者手持探头,以均匀适度的压力滑行探测观察,根据需要做纵断、横断或斜断等多断层面扫描。

(2)经阴道超声检查:检查前需排空膀胱,取膀胱截石位。探头常规消毒,套一次性使用的避孕套,套内外涂耦合剂,将探头轻柔地放入阴道内扫描。

2. 彩色多普勒超声检查　彩色多普勒超声检查是指用相关技术获得的血流多普勒信号经彩色编码后实时叠加在二维图像上,形成彩色多普勒超声血流图像。因此,彩色多普勒超声检查既具有二维超声结构图像,又同时提供血流动力学信息。彩色多普勒还具有频谱多普勒功能,应用于妇产科领域中,提供用于评估血流状态的 3 个参数为阻力指数(RI)、搏动指数(PI)、收缩期/舒张期(S/D)。

3. 三维超声影像　三维超声影像是将二维超声和彩色多普勒超声采集的二维图像经计算机软件重建,形成立体的三维图像。用于胎儿畸形及妇科疾病,尤其妇科肿瘤的诊断具有独特优势。

4. 超声造影　超声造影是利用造影剂增强“后散射”回声,提高图像分辨率的一种超声诊断技术。

5. 超声检查在妇产科领域中的应用　诊断子宫病变、盆腔肿块,进行早孕、葡萄胎、死胎等的诊断和鉴别诊断。测量胎头双顶径、股骨长等指标,了解胎儿宫内生长发育情况,反映胎盘功能及位置,判断胎儿宫内慢性缺氧状态,发现胎儿循环衰竭征象,诊断胎儿畸形等。探测宫内节育器,了解其位置,排除异常。进行卵泡发育的监测、穿刺取卵。同时 B 超还可进行宫腔内手术监视指引,在定位吸胚、取绒毛、清宫术、节育器异位的取出术及羊膜腔穿刺、胎儿脐带穿刺等手术中,具有十分重要的应用价值。宫腔超声造影可以清晰观察子宫内膜息肉、黏膜下子宫肌瘤、子宫内膜癌、子宫畸形及观察输卵管腔是否通畅。

(二)X 线检查

X 线检查借助造影剂可了解子宫腔、输卵管腔内的形态,是诊断先天性子宫畸形(如单角子宫、双子宫、双角子宫、鞍状子宫、中隔子宫)和输卵管通畅程度的检查方法。X 线胸片主要用于诊断妇科恶性肿瘤肺转移。

(三)计算机体层扫描检查

计算机体层扫描检查的特点是分辨率高,能够显示肿瘤的结构特点、周围侵犯及远处转移情况,用于各种妇科肿瘤治疗方案的制订、疗效观察、术后复发的诊断及预后估计。

(四)磁共振成像检查

磁共振成像(MRI)无放射性损伤,无骨性伪影,对软组织的分辨率高,尤其适合盆腔病灶定位以及病灶与相邻结构关系的确定。MRI能清晰显示肿瘤信号与正常组织的差异,故能准确判断肿瘤的大小、性质、浸润及转移情况,被广泛应用于妇科肿瘤的诊断及术前的评估。

目前MRI在产科领域也得到应用,胎儿MRI克服超声观察视野小、软组织对比度差的特点,孕妇腹壁脂肪肥厚、肠道气体、盆腔骨骼、胎儿羊水少及胎位不正等均不影响其成像质量。可以以照片的形式清晰显示胎儿解剖细节结构,对于胎儿复杂的病理表现或畸形显像良好。由于MRI的热效应是潜在的危险因素,不建议孕早期进行MRI检查。对于孕中晚期胎儿(大于孕18周),MRI检查仅用于超声诊断难于确定的病例。

九、妇科内镜检查

(一)阴道镜检查

1. 目的　可观察到肉眼看不到的宫颈、阴道及外阴部微小病变,在可疑部位定位活检。

2. 适应证

(1)宫颈刮片细胞学检查 LISL 及以上、ASCUS 伴高危型 HPV DNA 阳性者。

(2)HPV DNA 检测 16 型或 18 型阳性者。

(3)宫颈锥切术前确定切除的范围。

(4)妇科检查怀疑宫颈病变者。

(5)疑外阴、阴道上皮内瘤样病变;阴道腺病、阴道恶性肿瘤。

(6)宫颈、阴道、外阴病变治疗后的复查及评估。

3. 方法　利用阴道镜在强光源照射下将宫颈阴道部上皮放大 10~40 倍直接观察,是诊断早期宫颈癌及癌前病变的有效辅助诊断方法。

4. 护理配合

(1)术前准备:术前排除阴道毛滴虫、假丝酵母菌、淋病奈瑟菌等感染。检查前24h内禁止性生活、双合诊及阴道冲洗。

(2)术中配合:帮助医师调整灯光、递送检查所需物品。

(3)术后护理:如行宫颈活检应禁盆浴及性生活 1 个月。如有标本应及时送检。

(二)宫腔镜检查与治疗

1. 目的　通过宫腔镜系统对宫颈管及宫腔内的疾病进行诊断和治疗。

2. 适应证

(1)宫腔镜检查适应证:①异常子宫出血;②原因不明的不孕;③疑宫腔粘连及畸形;④宫内节育器定位;⑤复发性流产;⑥子宫造影异常等。

(2)宫腔镜治疗适应证:①子宫内膜息肉切除;②黏膜下子宫肌瘤切除;③宫腔粘连分离;④宫腔异物取出;⑤子宫中隔切除;⑥子宫内膜切除等。

3. 禁忌证　①绝对禁忌证有生殖道感染急性期;严重的全身性疾病,不能耐受手术者;近3 个月内有子宫穿孔史或子宫手术史者。②相对禁忌证有宫颈瘢痕,不能充分扩张者;陈旧性宫颈裂伤或宫颈松弛,灌流液大量外流者。

4. 方法　用阴道窥器扩张宫腔,再放入宫腔镜,直视下观察宫腔与宫颈管内病变,必要时取活检做病理检查,同时也可在直视下行宫腔内手术治疗。

5. 护理配合

(1) 术前准备:检查时间以月经干净后 3~7d 为宜。术前禁食 6~8h。仔细询问病史,进行全身检查、妇科检查、宫颈刮片细胞学检查及阴道分泌物检查。宫腔镜检查无需麻醉,宫腔镜手术多采用硬膜腔外麻醉。

(2) 术中配合:取膀胱截石位,接通液体膨宫泵,放入宫腔镜。调整液体流量,膨宫压力一般为 80~120mmHg。术时注意观察患者有无头晕、胸闷、恶心、呕吐、血压下降、心率减慢等表现。

(3) 术后护理:宫腔镜检查后卧床休息 30min,2 周内禁止盆浴及性生活。宫腔镜手术后密切观察生命体征 3h,禁食 6h,注意腹痛、阴道出血、水电解质及酸碱平衡,应用抗生素预防感染,一时性发热可给予解热药物治疗。

(三) 腹腔镜检查与治疗

1. 适应证

(1) 诊断性腹腔镜:①子宫内膜异位症;②明确腹盆腔肿块的性质;③确定原因不明的急、慢性腹痛和盆腔痛的原因;④明确或排除导致不孕的盆腔疾病;⑤计划生育并发症的诊断,如寻找并取出异位宫内节育器,确诊负压吸宫术导致的子宫穿孔等。

(2) 手术性腹腔镜:①有适应证实施经腹手术的各种妇科良性疾病;②早期宫颈癌根治术和早期子宫内膜癌分期手术;③中晚期宫颈癌放疗、化疗前后腹腔淋巴结取样;④计划生育手术,如取出异位宫内节育器、绝育术等。

2. 禁忌证

(1) 绝对禁忌证:①严重的心肺功能不全;②凝血功能障碍;③绞窄性肠梗阻;④腹腔内广泛粘连;⑤弥漫性腹膜炎;⑥腹腔内大出血;⑦大的腹壁疝或膈疝等。

(2) 相对禁忌证:①盆腔肿块过大,超过脐水平;②妊娠大于 16 周;③晚期卵巢癌。

3. 方法　利用腹腔镜经腹壁插入腹腔内,直接观察盆、腹腔内病变,可取活检或腹腔液做病理检查。如需行腹腔镜手术,根据手术种类不同,选择下腹部不同部位的第 2、3 或 4 穿刺点,分别穿刺套管针,插入必要的器械进行操作。

4. 护理配合

(1) 术前准备:详细询问病史,介绍腹腔镜检查与治疗的必要性。做好心理指导,讲明腹腔镜检查与治疗的优越性及局限性,取得必要时转开腹手术的允诺。术前检查、腹部皮肤准备、肠道准备、阴道准备同腹部手术。特别注意脐部清洁。

(2) 术中配合:取头低臀高位并倾斜 15°~25°,使肠管滑向上腹部,利于暴露盆腔手术野。连接电源及充气箱,及时递送所需物品。如术中腹膜后大血管损伤,应立即开腹止血,修补血管。术中如发现胸壁上部及颈部皮下气肿,应立即停止手术。

(3) 术后护理:同腹部手术。术后患者可出现上腹部不适及肩痛,是 CO_2 对膈刺激所致,数日内可自行消失。如有标本及时送检。

第四节 妇科门诊及病区护理管理

一、妇科门诊护理管理

(一) 布局和设备

妇科门诊人流量大,病种复杂,最好设在门诊部的一侧,包括候诊大厅、诊室和妇科检查室,附近配有厕所,以方便患者就诊。候诊大厅配有宣传栏,张贴盆腔检查须知、妇女保健、计划生育及优生优育等卫生知识图片。妇科检查室是妇科检查的场所,要求空气流通、光线充足、温度适宜(16~25℃)。窗户安装磨砂玻璃、检查床边配有屏风。室内备有体温表、血压计、听诊器、检查床、立灯、紫外线吊灯及妇科检查常用物品(如一次性阴道窥器、手套、载玻片、试管、标本瓶、宫颈刮板、会阴垫、长棉签等)。

(二) 护理管理

1. 保持室内整洁 妇科检查室每日应进行清洁整理,定时通风。每日紫外线消毒1次,每周清洁消毒1次。

2. 用物清洁消毒 检查床上的床单要每日更换,检查每位患者后应更换臀下垫单。

3. 做好就诊前的准备和组织工作 助诊的护理人员应主动、耐心、热情地做好分诊工作,引导患者到诊室就诊。提醒每位患者妇科检查前应先排空膀胱,告知厕所的位置。

4. 减轻患者的心理压力 受传统思想的影响,就诊人员大多心理紧张、害羞,检查室内非工作人员及其他候诊人员不得随意进入,保护患者的隐私。

5. 复诊及用药指导 如阴道炎患者应指导坐浴药液的浓度配制、坐浴的方法,阴道上药的方法,性生活指导,下次月经干净后复查阴道分泌物等。

6. 健康指导 在候诊大厅内设咨询台,发放健康教育的相关资料,如性病的防治、计划生育指导、宣传防癌普查的重要性等。

二、妇科病区护理管理

(一) 布局和设备

妇科病区与产科病区应分开,设有妇科病房、妇科检查室、妇科小手术室和治疗室等。病区内的妇科检查室还要配备灌洗筒架,消毒的器械如阴道窥器、宫颈钳、卵圆钳、子宫探针、活检钳、尿管、阴道冲洗头等,备有药品(如2.5%碘酊、75%乙醇、40%紫草油、10%甲醛、无菌肥皂水、生理盐水、碘伏等)及敷料(如无菌纱布、大棉球、带线纱球、会阴垫、治疗巾等)。

(二) 护理管理

1. 环境管理 妇科病区应清洁、安静。病室内应定时通风,地面、空气等应定时消毒。

2. 组织管理 入院后要详细向患者介绍医院的规章制度,使其尽快熟悉医院的环境,安排好床位,送患者到病室。对急危重患者抢救要及时,做到忙而不乱。

3. 消毒制度 医护人员在进行诊疗护理操作之前应洗手。检查用过的器械物品用清水冲洗后浸泡于消毒液中30min,再用清水冲洗干净,然后高压消毒备用。传染病患者或恶性肿瘤患者用过的器具应另行处理。建立完善的物品、空气消毒登记制度。

4. 技术管理　严格执行各项操作规程和护理常规,严格执行查对制度,严防差错事故发生。

5. 出院指导　针对疾病需要,分别进行出院指导,如指导子宫切除患者出院后 1 个月到门诊复查,术后 3 个月内应避免重体力劳动和性生活。如有不适或异常症状,需及时随诊。

讨论与思考

1. 如何采集妇科病史?

2. 王某,女性,24 岁,未婚,无性生活史。因白带增多伴外阴瘙痒 7d 就诊。患者取膀胱截石位后,医师进行阴道窥器检查,在放置阴道窥器的过程中出现阴道出血,呈持续性,色鲜红,且患者感外阴部撕裂样疼痛,检查发现处女膜裂伤。

(1) 造成处女膜裂伤的原因是什么?

(2) 下一步该如何处理?

(3) 应从中汲取哪些教训?

3. 双合诊检查子宫时,应检查子宫哪几方面?

4. 防癌检查的方法有哪些?

5. 卵巢功能的检测方法有哪些?

(陈秀娟)

第 3 章

女性生殖系统炎症患者的护理

> **学习要点**
> 1. 阴道炎的临床表现、诊断、治疗及护理措施。
> 2. 宫颈炎症的临床表现、诊断。
> 3. 盆腔炎性疾病的临床表现、治疗及护理措施。
> 4. 生殖器结核的病理、临床表现及诊断。

第一节 概 述

女性生殖系统的炎症是妇科常见病，主要有外阴炎、阴道炎、宫颈炎症、盆腔炎性疾病及生殖器结核。

一、女性生殖系统的自然防御功能

女性生殖系统的解剖、生理和生化特点有较完善的自然防御功能，一般情况下不会发生炎症。

（一）解剖方面

1. 双侧大阴唇自然合拢，遮盖阴道口、尿道口。

2. 由于盆底肌的作用，阴道口闭合，阴道前后壁紧贴，可防止外界的污染。

3. 宫颈内口紧闭及宫颈管"黏液栓"堵塞，是防止上生殖道感染的机械屏障。

（二）生理方面

1. 子宫内膜周期性的剥脱，有利于消除宫腔内的感染。

2. 输卵管的蠕动及输卵管黏膜上皮细胞的纤毛向宫腔方向摆动，有利于防止病原体的侵入和生长繁殖。

（三）生化方面

1. 宫颈黏液呈碱性。

2. 雌激素使阴道上皮增生变厚，上皮细胞内糖原含量增加，糖原在阴道乳酸杆菌的作用下分解为乳酸，使阴道维持正常的酸性环境（pH 为 3.8 ~ 4.4），抑制其他病原体的生长繁殖，称为阴道自净作用。

　　尽管女性生殖系统有较完善的解剖、生理及生化等方面的自然防御功能,但在女性几个特殊时期,如月经期、妊娠期、分娩期及产褥期防御功能受到破坏,病原体易侵入生殖道造成炎症。

重点提示

　　在维持阴道生态平衡方面,乳酸杆菌、雌激素及阴道酸性环境(pH 3.8~4.4)起重要作用。乳酸杆菌为正常阴道菌群中的优势菌,除维持阴道酸性环境外,其产生过氧化氢和其他抗微生物因子能抑制或杀灭其他细菌。但频繁性交、阴道灌洗、体内雌激素降低均可使阴道 pH 升高,不利于乳酸杆菌生长。此外,长期大量应用广谱抗生素抑制乳酸杆菌生长,阴道生态平衡被打破或外源病原体入侵,即可导致炎症发生。

二、病　原　体

　　1. 细菌　葡萄球菌、大肠埃希菌、厌氧菌、淋病奈瑟菌、结核分枝杆菌等。
　　2. 原虫　阴道毛滴虫最多见。
　　3. 真菌　假丝酵母菌多见。
　　4. 病毒　疱疹病毒、人乳头瘤病毒多见。
　　5. 其他　支原体、沙眼衣原体。

三、传　播　途　径

　　1. 淋巴扩散　病原体由外阴、阴道、宫颈及宫体创伤侵入,经淋巴管扩散到盆腔结缔组织及内生殖器官,是产褥感染、流产后感染等的主要途径。以链球菌、大肠埃希菌、厌氧菌感染为多见(图 3-1)。

　　2. 上行蔓延　病原体由外阴、阴道侵入,沿黏膜上行,经宫颈管、宫腔、输卵管黏膜到达卵巢及盆腹腔,是淋病奈瑟菌、沙眼衣原体及葡萄球菌感染的主要途径(图 3-2)。

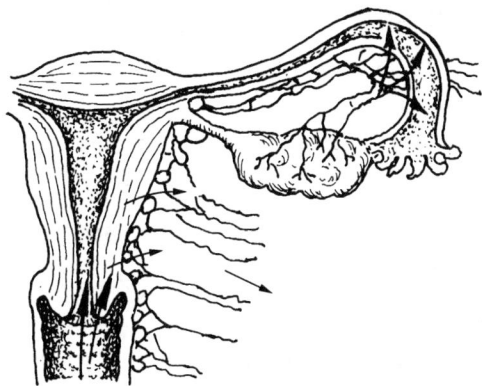

图 3-1　炎症经淋巴扩散

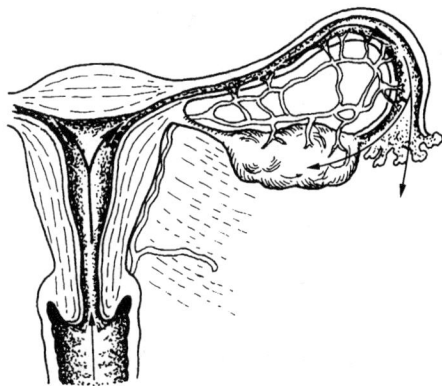

图 3-2　炎症经黏膜上行蔓延

3. 血行播散　感染灶为其他器官组织,病原体经血液循环侵入生殖器官,是结核分枝杆菌感染的主要途径(图 3-3)。

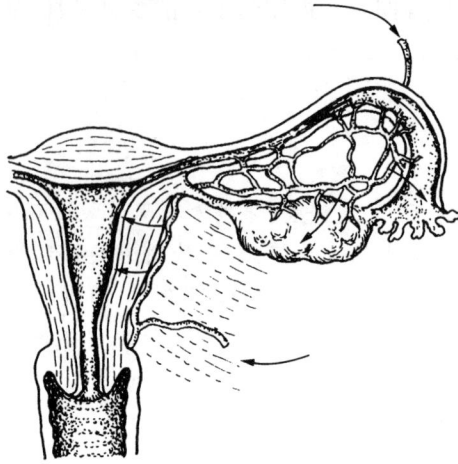

图 3-3　炎症经血行播散

4. 直接蔓延　腹腔其他脏器感染后,直接蔓延到生殖器官,如阑尾炎可引起右侧输卵管炎。

第二节　外阴部炎症

一、非特异性外阴炎

(一)病因

外阴经常受到经血、阴道分泌物、尿液、粪便的刺激,若不注意皮肤清洁易引起外阴炎;其次糖尿病患者糖尿的刺激、粪瘘患者粪便的刺激以及尿瘘患者尿液的长期浸渍等均可引起非特异性外阴炎。

(二)临床表现

外阴皮肤瘙痒、疼痛或灼热感,于活动、性交、排尿及排便时加重。检查见局部充血、肿胀、糜烂,常有抓痕,严重者形成溃疡或湿疹。慢性炎症可使皮肤增厚、粗糙、皲裂,甚至苔藓样变。

(三)治疗

1. 病因治疗　积极寻找病因,若患糖尿病应及时给予治疗,若有尿瘘、粪瘘及时行修补术。

2. 局部治疗　可用 1:5000 高锰酸钾溶液坐浴,每日 2 次,每次 15~30min。坐浴后涂抗生素软膏或紫草油。急性期还可选用微波或红外线局部物理治疗。

(四)护理

1. 教会患者正确的坐浴方法,包括坐浴液的浓度、温度、坐浴时间及注意事项。坐浴液的浓度要按比例配制,浓度过高易致皮肤黏膜损伤,浓度过低影响治疗效果。坐浴时应将会阴部完全浸没于药液中。月经期、阴道出血禁止坐浴。

2. 健康教育。注意个人卫生,穿纯棉内裤并经常更换,保持外阴清洁、干燥,勿搔抓外阴,勿用刺激性的药液或肥皂清洗外阴。

重点提示

坐浴为妇科常用的治疗外阴、阴道炎症的辅助治疗手段,患者排空膀胱后,将臀部和外阴部浸泡于温度 41~43℃ 的坐浴药液 2000ml 中,持续 20min。阴道出血、月经期、妊娠期、产褥期宫颈内口未闭合者禁止坐浴。

二、前庭大腺炎

(一)病因

前庭大腺位于两侧大阴唇后 1/3 深部,腺管开口于处女膜与小阴唇之间,在性交、分娩等情况污染外阴部时,病原体易于侵入而引起炎症。病原体多为葡萄球菌、大肠埃希菌、链球菌及肠球菌等,常为混合感染。多发生在生育期。

(二)临床表现

炎症多为单侧,急性期局部肿胀、疼痛、行走不便,有时会导致大小便困难。检查见局部红肿、发热、压痛明显。脓肿形成时,疼痛剧烈,触之有波动感,直径为 3~6cm。全身症状有发热、白细胞计数增高、患侧腹股沟淋巴结肿大等。脓肿可自行破溃,若破口大,引流通畅,炎症可消退痊愈。若破口小,脓液引流不畅,症状可反复发作。

(三)治疗

急性期需卧床休息,选用敏感的抗生素抗感染治疗,局部热敷或坐浴。脓肿形成后,应切开引流或行造口术。

(四)护理

1. 急性期患者的护理　嘱患者卧床休息,保持外阴清洁,教会局部热敷或坐浴的方法,遵医嘱给予抗生素抗感染治疗。

2. 术后护理　切开引流或造口术后,会阴擦洗,每日 2 次。

三、前庭大腺囊肿

前庭大腺囊肿是因前庭大腺腺管开口部阻塞,分泌物潴留于腺腔而形成。

(一)病因

引起前庭大腺腺管阻塞的原因有:①前庭大腺脓肿消退以后,腺管阻塞,脓液吸收由黏液分泌物所代替;②先天性的腺管狭窄或腺腔内的黏液黏稠,分泌物排出不畅,而形成囊肿;③前庭大腺腺管损伤,如分娩时会阴阴道裂伤后瘢痕阻塞腺管口或会阴后-侧切开术损伤腺管。

(二)临床表现

囊肿多为单侧,也可为双侧。囊肿小、无感染,可无自觉症状,往往在妇科检查时才被发现。囊肿大,可有外阴坠胀感或性交不适。检查可见囊肿多呈椭圆形,大小不等,位于外阴部后下方,向大阴唇外侧突起。囊肿可继发感染,形成脓肿并反复发作。

(三)治疗

行前庭大腺囊肿造口术。

(四)护理

造口术后护理:会阴擦洗,每日2次。

第三节 阴道炎

一、滴虫阴道炎

> 🩺 **案例分析**
>
> 李某,女性,25岁,已婚。阴道分泌物增多伴外阴瘙痒1周来诊。妇科检查:阴道黏膜和宫颈阴道部充血,并有出血点,后穹窿处见多量白带,稀薄,呈黄绿色、泡沫状,有异味。阴道分泌物悬滴镜检找到阴道毛滴虫。
>
> 问题:
>
> 1. 该患者的临床诊断是什么?
>
> 2. 该如何治疗及护理?

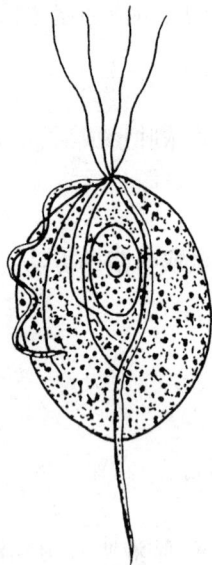

图3-4 阴道毛滴虫

1. **病原体** 滴虫性阴道炎是由阴道毛滴虫引起的常见的阴道炎。阴道毛滴虫呈梨形(图3-4),顶端有4根前鞭毛,体部有波动膜,后端尖并有轴柱凸出。适宜在25~40℃、pH为5.2~6.6的环境中生长繁殖;pH<5或>7.5,其繁殖受到抑制。滴虫能消耗或吞噬阴道上皮细胞内的糖原,改变阴道酸碱度,破坏其防御机制,故常在月经前后、妊娠期或产后等阴道pH改变时,继发滴虫感染,引起炎症发作。滴虫不仅寄生于阴道,还可侵入尿道或尿道旁腺,甚至膀胱、肾盂及男性包皮皱褶、尿道或前列腺。

2. **传播方式**

(1)直接传播:主要经性交传播,男性感染滴虫后无症状,易成为感染源。

(2)间接传播:主要通过公共浴池、浴具、游泳池、坐便器以及消毒不彻底的医疗器械等传染。

3. **临床表现** 主要症状为白带增多,常为稀薄、脓性、黄绿色、泡沫状,有异味,分泌物刺激外阴皮肤可引起瘙痒。若合并尿道感染,可有尿频、尿痛或血尿。妇科检查可发现阴道黏膜和宫颈阴道部充血,并有出血点,呈草莓样变。

4. **诊断** 根据外阴瘙痒、阴道分泌物多、有异味及特有的泡沫状分泌物,可做出临床诊断。阴道分泌物悬滴镜检找到滴虫即可确诊。

5. **治疗**

(1)局部用药:阴道局部用药症状缓解相对较快,但不易彻底杀灭滴虫,停药后易复发。先用0.5%醋酸或1%乳酸坐浴或灌洗阴道后,将甲硝唑200mg置入阴道内,每晚1次,7d为

1个疗程。

（2）全身用药：甲硝唑400mg，口服，每日2次，7d为1个疗程或替硝唑2g，单次口服。性伴侣需同时治疗。

重点提示

滴虫性阴道炎分泌物的典型特征呈稀薄脓性、黄绿色、泡沫状，有异味。检查可见阴道黏膜和宫颈阴道部充血，并有出血点，呈草莓样变。

二、外阴阴道假丝酵母菌病

案例分析

王某，女，30岁，已婚。外阴瘙痒、灼痛2d来院就诊。患者坐卧不宁，非常痛苦。妇科检查：小阴唇内侧及阴道黏膜附有白色膜状物，擦除后露出红肿黏膜面，阴道内有大量白色稠厚豆渣样分泌物。阴道分泌物悬滴镜检找到芽生孢子和假菌丝。

问题：

1. 该患者的临床诊断是什么？

2. 该如何治疗及护理？

外阴阴道假丝酵母菌病是由假丝酵母菌引起的常见的外阴阴道炎症。

1. 病原体 病原体主要为白假丝酵母菌。假丝酵母菌适宜在酸性环境中生长，故多见于孕妇、糖尿病患者及接受大剂量雌激素治疗者。如长期应用抗生素，改变了阴道内微生物之间的相互抑制关系，亦可使该菌大量繁殖而引起感染。

2. 传播途径

（1）内源性传播：为主要的传播方式。假丝酵母菌作为条件致病菌寄生于阴道，也可寄生于口腔及肠道内，条件适宜即可引起感染，而且这三个部位的假丝酵母菌可互相传染。

（2）直接传播：通过性生活直接传播。

（3）间接传播：通过接触污染的衣物间接传播。

3. 临床表现 外阴瘙痒或灼痛为主要症状，急性期白带增多，呈凝乳状或豆腐渣样。患者的瘙痒症状往往影响工作和睡眠，可伴有尿频、尿痛及性交痛等。检查可见小阴唇及阴道黏膜附有白色膜状物，擦净后可见黏膜充血水肿，甚至有糜烂面及表浅溃疡。

4. 诊断 阴道分泌物悬滴镜检找到芽生孢子和假菌丝即可诊断。悬滴法多次检查皆为阴性而症状典型者，可改用培养法。对于年老肥胖或久治不愈患者，应查尿糖、血糖，并详细询问有无应用大剂量雌激素或长期应用抗生素史，以寻找病因。

5. 治疗

（1）祛除诱因：停服广谱抗生素、雌激素等。合并糖尿病时要同时予以治疗。

（2）局部治疗：方法是用碱性溶液如2%～4%碳酸氢钠溶液坐浴或灌洗阴道，改变阴道酸碱度,再用下列药物塞入阴道内,制霉菌素栓剂,每晚 1 粒(10 万 U),连用 10~14d;咪康唑栓剂,每晚 1 粒(200mg),连用 7d 或每晚 1 粒(400mg),连用 3d;克霉唑栓剂,每晚 1 粒(150mg),连用 7d。

(3)全身用药:未婚妇女、不愿或不能耐受局部用药者可口服抗真菌药物。常用酮康唑 200mg,每日 1 次或 2 次口服,5d 为 1 个疗程;伊曲康唑 200mg,口服,每日 1 次,共 3d。

> **重点提示**
>
> 关于外阴阴道假丝酵母菌病:①假丝酵母菌适宜在酸性环境中生长,用碱性溶液坐浴或灌洗阴道可抑制假丝酵母菌繁殖;②诱发因素有妊娠、糖尿病、大量应用免疫抑制药及广谱抗生素;③分泌物的典型特征呈凝乳状或豆腐渣样,检查可见小阴唇及阴道黏膜附有白色膜状物。

三、细菌性阴道病

细菌性阴道病为阴道内正常菌群失调所致的一种混合感染,而阴道黏膜无炎症改变。

1. 病因　正常阴道菌群中,以产生过氧化氢的乳酸杆菌为优势菌。细菌性阴道病时,阴道内的乳酸杆菌减少,导致其他细菌大量繁殖,主要有加德纳菌、各种厌氧菌及人型支原体。加德纳菌具有厌氧性,最适生长 pH 为 6.0~6.5,pH 4.5 时不易生长,pH 4.0 时不生长,因此,阴道 pH 的改变,是加德纳菌及各种厌氧菌大量繁殖致病的诱因。如频繁性生活、多个性伴侣或阴道灌洗等均可使阴道 pH 升高,不利于乳酸杆菌生长,促使阴道菌群发生变化。

2. 临床表现　10%~40% 患者无症状,有症状者多表现为阴道分泌物增多,有鱼腥臭味。检查见阴道黏膜无充血等炎症改变,阴道分泌物的特点为灰白色,稀薄,均匀一致,常黏附于阴道壁,因黏度很低易擦掉。

3. 诊断　下列 4 项标准中有 3 项阳性即可诊断。

(1)阴道分泌物增多、均匀、稀薄。

(2)阴道 pH>4.5。

(3)胺试验阳性。

(4)线索细胞阳性。

4. 辅助检查

(1)线索细胞:取少许阴道分泌物置于载玻片上,加一滴生理盐水混合,高倍镜下寻找线索细胞。线索细胞即阴道脱落的表层细胞,于细胞边缘贴附颗粒状物,即各种厌氧菌,尤其是加德纳菌,细胞边缘不清。

(2)胺试验:取少许阴道分泌物置于载玻片上,加入 10% 氢氧化钾溶液 1~2 滴,立即闻及鱼腥臭味即为阳性,系因胺遇碱释放氨所致。

重点提示

关于细菌性阴道病：①为阴道内正常菌群失调所致的一种以加德纳菌、各种厌氧菌等引起的混合感染；②检查阴道黏膜无充血等炎症改变；③阴道分泌物的特征为灰白色，稀薄，均匀一致，有鱼腥臭味。

5. 治疗　目的是缓解阴道症状。方法是抗厌氧菌治疗。治疗原则是：①无症状者无须治疗；②性伴侣可不必治疗；③妊娠期细菌性阴道病应积极治疗；④子宫内膜活检、宫腔镜、放置宫内节育器、子宫输卵管碘油造影检查、刮宫术等应在术前积极治疗。

（1）全身用药：首选药物甲硝唑 400mg，口服，每日 2 次，连服 7d；或克林霉素 300mg，口服，每日 2 次，连服 7d。

（2）局部药物治疗：甲硝唑栓剂 200mg，阴道上药，每日 1 枚，连用 7d 或 2% 克林霉素油膏涂擦阴道，每次 5g，每日 1 次，7d 为 1 个疗程。

四、萎缩性阴道炎

1. 病因　萎缩性阴道炎常见于绝经后妇女。由于卵巢功能衰竭，雌激素水平降低，阴道黏膜萎缩变薄，阴道上皮细胞内糖原含量减少，阴道内 pH 增高，局部抵抗力降低，致病菌侵入繁殖，可引起炎症。

重点提示

雌激素水平降低，阴道自净作用减弱，病原体入侵繁殖是萎缩性阴道炎的病因。

2. 临床表现　外阴灼热、瘙痒及阴道分泌物增多。分泌物稀薄，呈淡黄色，感染严重者呈脓血性。妇科检查可见阴道黏膜萎缩，皱襞消失，上皮菲薄，阴道黏膜充血，有点状出血，严重时形成表浅溃疡。

3. 诊断　根据临床表现，萎缩性阴道炎不难诊断，但必须除外滴虫阴道炎或外阴阴道假丝酵母菌病。有血性白带者须警惕子宫恶性肿瘤及阴道癌的存在，可做局部刮片或活体组织检查以明确诊断。

4. 治疗　原则上应提高机体及阴道的抵抗力，抑制细菌的生长。

（1）局部治疗：分泌物多时可用 1% 乳酸或 0.5% 醋酸坐浴或冲洗阴道，每日 1 次，以抑制细菌的繁殖。冲洗阴道后，局部给甲硝唑 200mg 或诺氟沙星 100mg，放入阴道深部，每日 1 次，7～10d 为 1 个疗程。

（2）雌激素制剂局部给药：重症萎缩性阴道炎针对病因可给予己烯雌酚 0.125～0.25mg，每晚 1 次，放入阴道深部，7d 为 1 个疗程或用倍美力阴道软膏每日 0.5～2g，每日 1 次，7d 为 1 个疗程。

（3）雌激素制剂全身给药：萎缩性阴道炎顽固性病例可遵照医嘱口服尼尔雌醇，首剂 4mg，以后每半月 2mg，口服，连用 2～3 个月，增加阴道黏膜防御力。注意在用药前须检查乳腺及子宫内膜,如有乳腺癌或子宫内膜癌者禁用。

> **重点提示**
>
> 有关酸碱性坐浴液或灌洗液的选择:滴虫阴道炎和萎缩性阴道炎临床常用酸性溶液坐浴或灌洗阴道,增加阴道酸度,增强局部抵抗力,以提高疗效;外阴阴道假丝酵母菌病用碱性溶液坐浴或灌洗阴道,改变阴道 pH,抑制病原菌繁殖。

五、护 理

(一)护理诊断

1. **知识缺乏** 缺乏预防阴道炎症的知识。
2. **焦虑** 与治疗后炎症反复发作有关。
3. **舒适的改变** 与外阴灼痛、瘙痒及阴道分泌物增多有关。

(二)护理措施

1. **加强卫生宣教** 滴虫阴道炎可以通过浴巾、浴盆、坐便器、衣物、游泳池等传播,也可以经性交传播,故应大力宣传公共卫生知识,勿与他人共用毛巾、浴巾等物品,公共浴室应设淋浴,公共厕所以蹲式为宜。妇科检查用具应严格消毒,避免交叉感染。加强性健康教育,已感染的患者在治愈前应避免性生活。勿用碱性液体过度冲洗阴道。注意个人卫生,保持外阴清洁,使用棉质内裤。合理使用抗生素及雌激素,积极治疗糖尿病。

2. **护理指导** 禁用刺激性药物或肥皂清洗外阴,勿搔抓外阴。教会患者坐浴或阴道冲洗药液浓度配制、坐浴或阴道冲洗的方法及阴道上药的方法。治疗期间禁止性生活。为避免再次感染,治疗期间,内裤及洗涤用具应煮沸消毒。

3. **用药指导** 月经干净后阴道 pH 偏碱性,利于滴虫生长,因而滴虫阴道炎可能在月经干净后复发,故应在下次月经干净后再巩固治疗 1 个疗程;多数滴虫阴道炎患者的丈夫有滴虫感染,但无症状,为避免女方反复感染,故应夫妻双方同时治疗。外阴阴道假丝酵母菌病无需对性伴侣进行常规治疗,但对有症状者应进行假丝酵母菌检查及治疗,预防女性重复感染。指导顽固性萎缩性阴道炎患者遵医嘱口服尼尔雌醇,服药期间出现异常阴道出血应及时随诊。

4. **健康指导** 告知滴虫阴道炎的患者要坚持正规治疗,治疗后检查滴虫阴性者,应于每次月经干净后复查分泌物,连续检查 3 次阴性,方为治愈。细菌性阴道病治疗后无症状者不需常规随访,但对症状持续或症状重复出现者应随访,接受治疗,可选择与初次治疗不同的药物。

> **重点提示**
>
> 治疗滴虫阴道炎的注意事项:滴虫阴道炎可能在月经干净后复发,治疗后应随访,于每次月经干净后复查分泌物,连续 3 次未查见滴虫,才为治愈;性交传播是滴虫性阴道炎的主要传播方式,男性感染滴虫后常无症状,易成为感染源,故性伴侣应同时治疗。

第四节　子宫颈炎症

🧰　**案例分析**

患者,女性,29 岁,已婚,脓性白带 1 周。妇科检查:外阴、阴道黏膜无充血,宫颈充血,宫颈黏膜外翻,触血试验(+),宫颈口有脓性分泌物附着,宫体及双侧附件无异常。

问题:

1. 该患者的临床诊断是什么?

2. 应如何处理及护理?

子宫颈炎症是常见的女性下生殖道炎症,包括子宫颈阴道部和子宫颈管黏膜炎症。临床上多见的子宫颈炎是子宫颈管黏膜炎。

一、急性子宫颈炎

(一) 疾病概要

急性子宫颈炎症是指子宫颈发生急性炎症,局部充血、水肿,上皮变性、坏死,黏膜、黏膜下组织、腺体周围可见大量中性粒细胞浸润,腺腔内可有脓性分泌物。

1. 病原体

(1)性传播疾病病原体:淋病奈瑟菌及沙眼衣原体,感染子宫颈管柱状上皮,沿黏膜面扩散引起浅层感染。以子宫颈管黏膜炎最多见,病情发展,可引起子宫内膜炎、输卵管黏膜炎、盆腔腹膜炎等。

(2)内源性病原体:部分子宫颈炎与细菌性阴道病、生殖道支原体感染有关。

2. 临床表现　大部分患者无症状。有症状者表现为阴道分泌物增多,分泌物呈黏液脓性。妇科检查见子宫颈充血、水肿、黏膜外翻,有黏液脓性分泌物附着,甚至从子宫颈管内流出。特别是淋病奈瑟菌感染时,尿道、尿道旁腺、前庭大腺亦可同时感染,在尿道口、阴道口见到多量脓性分泌物。

3. 诊断　具备以下两个特征性体征中的一个或两个,再结合阴道或宫颈管内分泌物白细胞检测即可做出初步诊断。

(1)两个特征性体征:①于子宫颈管或子宫颈管棉拭子上,肉眼见到脓性或黏液脓性分泌物;②用棉拭子擦拭子宫颈管时,容易诱发子宫颈管内出血。

(2)白细胞检测:子宫颈管分泌物涂片检查见中性粒细胞>30 个/高倍视野或阴道分泌物湿片见白细胞>10 个/高倍视野,并排除阴道炎者。

(3)病原体的检测:疑为淋病奈瑟菌或沙眼衣原体感染时,从子宫颈管内取分泌物进行淋病奈瑟菌及衣原体的检测,常用的方法有以下几种。

a. 淋病奈瑟菌培养:为诊断淋病的金标准。

b. 核酸检测:包括核酸杂交和核酸扩增,尤其后者为诊断淋病奈瑟菌及沙眼衣原体感染敏感、特异的方法。

c. 酶联免疫吸附试验:检测沙眼衣原体抗原,为临床常用的诊断沙眼衣原体感染的方法。此外,还应做有无滴虫阴道炎及细菌性阴道病的检测。

4. 治疗　主要为抗生素治疗。以全身治疗为主。已明确病原体者,针对病原体选择抗生素。

目前,淋病奈瑟菌性子宫颈炎首选药物为第三代头孢菌素(头孢曲松钠 250mg,单次肌内注射或头孢克肟 400mg,单次口服)。沙眼衣原体性子宫颈炎首选药物为红霉素类(阿奇霉素1g,单次顿服)或四环素类(多西环素 100mg,每日 2 次,连服 7d)。

(二) 护理

1. 护理诊断

(1)舒适的改变:与阴道分泌物增多有关。

(2)焦虑:与担心治疗效果不佳,影响生育有关。

2. 护理措施

(1)促进舒适,缓解焦虑:指导患者保持外阴清洁,鼓励患者积极治疗子宫颈炎,防止上生殖道感染。

(2)用药指导:遵医嘱给予抗生素治疗,注意观察药物不良反应及用药后的效果,并及时做好记录。严密观察有无下腹痛、发热等上生殖道感染的征象。

(3)健康指导:经治疗后症状持续存在者,应及时随诊,了解有无重复感染性传播疾病,性伙伴是否同时进行治疗,阴道菌群失调是否持续存在。

二、慢性子宫颈炎

(一) 疾病概要

慢性子宫颈炎是指子宫颈间质内有大量淋巴细胞、浆细胞浸润,可伴有子宫颈腺上皮、间质的增生及鳞状上皮化生。慢性子宫颈炎可由急性子宫颈炎迁延而来,也可能为病原体持续感染所致。

1. 病原体　同急性子宫颈炎。

2. 病理

(1)慢性子宫颈管黏膜炎:因子宫颈管黏膜皱襞多,感染后易形成持续性子宫颈黏膜炎,表现为子宫颈管黏液及脓性分泌物,反复发作。

(2)子宫颈息肉:是子宫颈管腺体和间质的局限性增生,并且向子宫颈外口突出形成息肉。检查可见息肉多为单个,也可为多个,红色,质软而脆,呈舌型,可有蒂,根部附着于子宫颈外口或子宫颈管内。

(3)子宫颈肥大:长期慢性炎症的刺激导致腺体及间质增生。

3. 临床表现　多无症状,少数表现为阴道分泌物增多,淡黄色或脓性,性交后出血,月经间期出血,分泌物刺激偶引起外阴瘙痒或不适。妇科检查可见子宫颈呈糜烂样改变,或有黄色分泌物覆盖子宫颈口或自子宫颈口流出,或表现为子宫颈息肉、子宫颈肥大。

4. 诊断　根据临床表现可初步做出慢性子宫颈炎的诊断,但子宫颈糜烂样改变需进行子宫颈细胞学检查和(或)高危型 HPV 检测,必要时行阴道镜检查和子宫颈活组织检查以除外子宫颈上皮内瘤变或子宫颈癌。

5. 治疗　不同病变采用不同的治疗方法。

对糜烂样改变者,若为无症状的子宫颈生理性柱状上皮异位无需处理。对糜烂样改变伴分泌物增多、乳头状增生或接触性出血者,可给予局部物理治疗,如激光、冷冻、微波等方法。但治疗前必须除外子宫颈上皮内瘤变和子宫颈癌。

(1)慢性子宫颈管黏膜炎:对因治疗。对持续性子宫颈管黏膜炎,需了解是否再次感染淋病奈瑟菌及沙眼衣原体,性伴侣是否治疗,阴道菌群失调是否持续存在。病原体不清者,可试用物理治疗。

(2)子宫颈息肉:行息肉摘除术,术后将摘除息肉送病理组织学检查,除外子宫的恶性肿瘤。

(3)子宫颈肥大:一般无需治疗。但需行子宫颈细胞学检查,必要时行子宫颈管搔刮术,除外内生型子宫颈癌。

(二)护理

1. 护理诊断　同急性子宫颈炎。

2. 护理措施　耐心交代患者物理治疗的时间安排,物理治疗前需检查的项目以及物理治疗后出现的问题及其应对方法。

物理治疗的注意事项有以下几项。①治疗前:常规进行子宫颈细胞学检查,除外子宫颈癌;进行阴道分泌物检查、盆腔检查,除外急性生殖道炎症。②治疗时间:月经干净 3~7d 进行。③治疗后阴道分泌物增多,甚至水样排液,术后 1~2 周结痂脱落可有少量出血,需保持外阴清洁,出血多时应及时随诊。④治疗后(在创面尚未完全愈合期间)2 个月内禁盆浴、阴道灌洗及性生活。⑤治疗后应定期复查,观察创面愈合情况及有无子宫颈管狭窄。

第五节　盆腔炎性疾病及生殖器结核

一、盆腔炎性疾病

> **案例分析**
>
> 患者女性,25 岁,已婚。产后 3 个月,月经未复潮。因发热伴下腹痛及脓血性白带 2d 就诊。查体:体温 38.5℃,心肺正常,腹软,下腹部有轻压痛,无反跳痛。妇科检查:阴道黏膜无充血,阴道分泌物为脓血性,宫颈充血,宫颈举痛,子宫前位,稍大,有压痛,双侧附件增厚,明显压痛。尿妊娠试验阴性。血红蛋白 120g/L,白细胞 $12×10^9/L$,中性粒细胞 0.90。
>
> 问题:
>
> 1. 该患者的临床诊断是什么?
>
> 2. 应如何处理及护理?

(一)疾病概要

盆腔炎性疾病是指女性上生殖道的一组感染性疾病。主要包括子宫内膜炎、输卵管炎、输卵管卵巢脓肿及盆腔腹膜炎。炎症可局限于一个部位,也可同时累及多个部位,最常见的为输卵管炎及输卵管卵巢炎。

1. 病原体

(1)外源性病原体:主要是性传播疾病病原体,如淋病奈瑟菌及沙眼衣原体。

(2)内源性病原体:为寄居于阴道内的菌群,包括需氧菌和厌氧菌,以二者混合感染为多见。

2. 病因 多发生于分娩、流产及生殖道手术后感染;其次为下生殖道炎症上行蔓延;性卫生不良;邻近器官炎症直接蔓延等。

3. 病理

(1)急性子宫内膜炎、子宫肌炎:若为子宫内膜炎,子宫内膜充血、水肿,有炎性渗出物。严重者内膜的表面可有脓性渗出物,内膜坏死脱落形成溃疡,炎症向下蔓延感染子宫肌层称为子宫肌炎,肌层内出现多发性小脓肿。

(2)急性输卵管炎、输卵管积脓、输卵管卵巢脓肿:①炎症沿子宫内膜向上蔓延,引起输卵管黏膜炎,黏膜肿胀,间质充血、水肿及大量中性粒细胞浸润,重者输卵管黏膜上皮发生退行性变或成片脱落,引起输卵管管腔粘连闭塞或伞端闭塞,若有渗出液或脓液积聚于管腔内可形成输卵管积脓;②病原体经宫颈的淋巴播散至宫颈旁的结缔组织,先侵入输卵管浆膜层引起输卵管周围炎,再累及肌层,黏膜层可不受累或受累极轻。病变以输卵管间质炎为主,输卵管管壁增粗,可压迫管腔使之变窄,轻者输卵管充血、肿胀,重者输卵管增粗、弯曲,纤维素性脓性渗出物增多,引起周围组织粘连。卵巢常与炎症的输卵管伞端粘连发生卵巢周围炎;炎症也可经卵巢排卵的破孔侵入卵巢实质引起卵巢脓肿,若脓肿壁与输卵管粘连穿通形成输卵管卵巢脓肿。脓肿多位于子宫后方或阔韧带后叶及肠管间,可向阴道、直肠穿通,或破入腹腔引起弥漫性腹膜炎。

(3)急性盆腔腹膜炎:炎症蔓延到盆腔腹膜,引起腹膜充血、水肿,并可渗出含有纤维蛋白的浆液,形成盆腔脏器粘连,渗出液积聚于粘连的组织间隙内,可形成散在的小脓肿,或积聚于子宫直肠陷凹形成盆腔脓肿,脓肿破入直肠使症状减轻,脓肿破入腹腔引起弥漫性腹膜炎,使症状加重。

(4)急性盆腔结缔组织炎:病原体经宫旁淋巴管进入盆腔结缔组织引起盆腔结缔组织充血、水肿及中性粒细胞浸润。以宫旁结缔组织炎最常见,炎症初期表现为局部组织增厚,边界不清,以后炎症向两侧盆壁呈扇形浸润,发炎的盆腔结缔组织容易化脓,形成大小不等的脓肿。如阔韧带内已形成脓肿未及时切开引流,脓肿可破入阴道、膀胱或直肠。

(5)败血症、脓毒血症:当病原体数量多、毒性强、患者机体抵抗力低下时可发生败血症,表现为持续高热、寒战及全身中毒症状,可危及患者生命。发生盆腔炎性疾病后,在身体其他部位发现多处炎性病灶或脓肿者,应考虑发生脓毒血症,但需要经血培养证实。

(6)肝周围炎:指肝包膜的炎症而无肝实质的损害。肝包膜水肿,有脓性或纤维素性渗出物,早期在肝包膜与前腹壁腹膜之间形成疏松粘连,晚期形成琴弦样粘连。临床表现为吸气时右上腹疼痛,可继下腹痛之后出现或同时出现。

4. 临床表现

(1)症状:轻者无症状或症状轻微。常见症状为下腹痛、发热、阴道分泌物增多。腹痛为持续性,于活动或性交后加重。病情严重者可出现寒战、高热、头痛、食欲减退等。

(2)体征:轻者无明显异常发现或仅在妇科检查时发现宫颈举痛、宫体压痛或附件区压痛。严重病例呈急性病容、体温升高、心率加快,下腹部有压痛、反跳痛及肌紧张,腹胀、肠鸣音减弱或消失。盆腔检查:阴道内有大量脓性分泌物;穹窿部触痛明显;宫颈充血、水肿、宫颈举痛;宫体及宫旁压痛明显;宫旁组织增厚或可触及包块,压痛明显。

5. 治疗　主要为抗生素治疗,必要时手术治疗。

一般情况好的轻症患者,可在门诊口服或肌内注射抗生素治疗。病情较重者,应住院给予以抗生素治疗为主的综合治疗。对于抗生素治疗控制不满意的输卵管卵巢脓肿或盆腔脓肿,可经腹手术或腹腔镜手术。若盆腔脓肿位置低,突入阴道后穹窿时,可经阴道切开排脓,同时注入抗生素。

重点提示

抗生素治疗常用的配伍方案:①第二代或第三代头孢菌素;②克林霉素与氨基糖苷类药物联合方案;③喹诺酮类药物与甲硝唑联合方案;④青霉素类与四环素类药物联合方案。

给药途径以静脉滴注收效快,临床症状、体征改善后继续静脉应用24~48h,之后可改用口服药物治疗,连用14d。

6. 盆腔炎性疾病后遗症　若盆腔炎性疾病未得到及时正确的治疗,可能会发生一系列后遗症,即盆腔炎性疾病后遗症。

(1)病理改变:①输卵管阻塞、输卵管增粗;②输卵管卵巢粘连形成输卵管卵巢肿块;③输卵管积水或输卵管卵巢囊肿(图3-5);④盆腔结缔组织病变,表现为主韧带、宫骶韧带增生、变厚,若病变广泛,可使子宫固定。

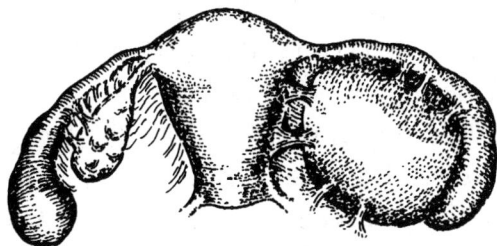

图3-5　输卵管积水(左)、输卵管卵巢囊肿(右)

(2)临床表现:①不孕;②异位妊娠;③慢性盆腔痛,表现为下腹部坠胀、疼痛及腰骶部酸痛,在劳累、性交后及月经前后加重;④盆腔炎性疾病反复发作;⑤妇科检查。若为输卵管病变,在子宫的一侧或两侧触到条索状增粗的输卵管,并有压痛;若为输卵管积水或输卵管卵巢囊肿,在子宫的一侧或两侧触到活动受限的囊性包块;若为盆腔结缔组织病变,子宫呈后倾后屈,活动受限或粘连固定,子宫的一侧或两侧有片状增厚及压痛,宫骶韧带增粗、变硬、有压痛。

(3)治疗:①对不孕者常需要辅助生殖技术协助受孕;②对慢性盆腔痛可给予对症治疗或中草药、理疗等综合治疗;③对盆腔炎性疾病反复发作者,在抗生素治疗的基础上必要时可采用手术治疗。

重点提示

盆腔炎性疾病包括急性子宫内膜炎、急性输卵管炎、输卵管卵巢脓肿及急性盆腔腹膜炎，最常见的为急性输卵管炎及输卵管卵巢炎。多发生在性活跃期妇女。盆腔炎性疾病如未得到及时正确的治疗，可能导致不孕、输卵管妊娠、慢性盆腔痛、炎性疾病反复发作。

(二)护理

1. 护理诊断

(1)焦虑：与因担心治疗效果不佳，影响生育有关。

(2)体温升高：与感染有关。

(3)急性疼痛：与盆腔炎症急性期组织充血水肿及炎性渗出有关。

2. 护理措施

(1)一般护理：应嘱患者卧床休息，取半卧位，以利炎症局限和引流；指导患者进食高热量、高蛋白、高维生素、易消化的饮食。

(2)发热患者的护理：鼓励多饮水，出汗后及时更换衣服及床单。如体温高于38.5℃，应遵医嘱给予物理降温或药物降温。

(3)促进舒适，缓解疼痛：保持外阴清洁，勤换内裤。应遵医嘱给予抗生素治疗，认真观察用药后效果，并做好记录。如输卵管卵巢脓肿或盆腔脓肿药物治疗无效、脓肿持续存在或脓肿破裂，应遵医嘱及时做好术前准备及术后护理。必要时遵医嘱给予镇静止痛药缓解疼痛。

(4)随访：对抗生素治疗的患者，应在治疗后的72h内随诊，明确临床症状有无改善，如体温是否下降、腹部压痛、反跳痛是否减轻，宫颈举痛、子宫压痛、附件区压痛是否减轻。如临床症状无改善，需要进一步检查，重新进行评估，必要时行腹腔镜检查或手术探查。对淋病奈瑟菌及沙眼衣原体感染者，在治疗后4~6周复查病原体。

(5)健康教育：加强经期、妊娠期、分娩期及产褥期保健。加强公共卫生教育，提高公众对生殖道感染的认识，以及预防感染的重要性。注意性生活卫生，减少性传播疾病。及时治疗下生殖道感染。严格掌握妇科手术指征，做好术前准备，术时注意无菌操作，预防感染。及时治愈盆腔炎性疾病，减少盆腔炎性疾病后遗症发生。

二、生殖器结核

案例分析

患者女性，23岁，已婚。从月经稀发至继发闭经2年，近2个月盗汗、低热(37.3~37.5℃)，食欲缺乏来诊。检查：心肺正常，腹部检查无异常。外阴、阴道、宫颈无异常，子宫后位，较小，质中等，活动差，无压痛，双侧附件区未触及肿块，无压痛。胸透正常。红细胞沉降率66mm/h。子宫内膜病理切片找到典型结核结节。

问题：

1. 此患者的临床诊断是什么？

2. 最佳处理方案是什么？

(一)疾病概要

由结核分枝杆菌引起的女性生殖器炎症称为生殖器结核,又称结核性盆腔炎。多见于 20-40 岁妇女,也可见于绝经后妇女。

1. 传染途径　生殖器结核是全身结核的表现之一,常继发于身体其他部位的结核,如肺结核、肠结核等。

(1)血行播散:为最主要的传染途径。青春期生殖系统血供丰富,结核分枝杆菌易通过血行播散。结核分枝杆菌感染肺部后,约在 1 年内感染内生殖器。首先侵犯输卵管,其次为子宫内膜、卵巢,侵犯宫颈、阴道及外阴者少见。

(2)直接蔓延:如肠结核、腹膜结核可直接蔓延到内生殖器。

(3)淋巴扩散:较少见。消化道结核可通过淋巴管扩散到内生殖器。

2. 病理

(1)输卵管结核:为最常见,占 90% ~ 100%,以双侧性居多。输卵管增粗肥大,伞端外翻如烟斗状。

(2)子宫内膜结核:常由输卵管结核蔓延而来,早期病变出现在双侧宫角,子宫的大小、形状无明显变化,随病情进展,子宫内膜受到结核病变破坏,最后瘢痕形成,可使宫腔粘连变形、缩小。

(3)卵巢结核:常由输卵管结核蔓延而来,因卵巢白膜是良好的防御屏障,通常仅有卵巢周围炎。小部分来自血行播散的卵巢结核,在卵巢深部形成结节及干酪样坏死性脓肿。

(4)盆腔腹膜结核:多合并输卵管结核,分为渗出型及粘连型。①渗出型:渗出的浆液性草黄色澄清液体,积聚于盆腔,可形成包裹性积液。②粘连型:粘连的组织发生干酪样坏死,易形成瘘管。

3. 临床表现

(1)症状:①不孕。由于输卵管阻塞,且子宫内膜结核妨碍受精卵着床,可致不孕。在原发性不孕患者中,生殖器结核为常见原因之一。②月经失调。早期因子宫内膜充血及溃疡,可有经量过多;到晚期则因内膜破坏,表现为月经稀发或闭经。③下腹坠痛。由于盆腔炎性疾病和粘连,可有不同程度的下腹坠痛,经期加重。④全身症状。结核活动期可有发热、盗汗、乏力、体重减轻等全身症状。轻者全身症状不明显,重者可有高热等全身中毒症状。

(2)体征:轻者无明显体征。严重盆腔结核合并腹膜结核,检查腹部有柔韧感或腹水征。若附件受累,在子宫两侧可触及条索状的输卵管或肿块。

4. 诊断　有原发性不孕、月经稀发或闭经史;未婚女青年有发热、盗汗、乏力、盆腔炎性疾病或腹水时;既往有结核病史或结核病接触史,均应考虑有生殖器结核的可能。下列辅助检查可协助诊断。

(1)子宫内膜病理检查:是诊断子宫内膜结核最可靠的依据。在病理切片上找到典型结核结节,诊断即可成立。因子宫内膜结核常由输卵管结核蔓延而来,刮宫时应注意刮取子宫角部内膜送病理。

(2)结核菌检查:取月经血或宫腔刮出物做结核菌检查。

(3)子宫输卵管碘油造影:可见宫腔边缘呈锯齿状,输卵管僵直或呈串珠状,或因阻塞不显影;盆腔内可有钙化点。

(4)腹腔镜检查:能直接观察子宫、输卵管浆膜面有无粟粒状结节,可同时在病变处取活检。

重点提示

关于生殖器结核:①最主要的传染途径为血行播散;②输卵管结核为生殖器结核最常见的病理类型,以双侧性居多;③子宫内膜结核常由输卵管结核蔓延而来。子宫内膜病理检查是诊断子宫内膜结核最可靠的依据。

5. 治疗　采用抗结核药物治疗为主,休息、营养为辅的治疗原则。

(1)抗结核药物治疗:应遵循早期、联合、规律、适量、全程的原则。目前采用异烟肼、利福平、乙胺丁醇及吡嗪酰胺等抗结核药物联合治疗,疗程为6~9个月,前2~3个月为强化期,后4~6个月为巩固期。常用的药物如下。①异烟肼300mg,每日1次,或每周2~3次,每次600~800mg;②利福平450~600mg,每日1次,或每周2~3次,每次600~900mg;③吡嗪酰胺每日1.5~2g,分3次口服;④乙胺丁醇每日口服0.75~1g,或每周2~3次,每次1.5~2g。常用的治疗方案有2个:强化期2个月,每日联合应用异烟肼、利福平、吡嗪酰胺及乙胺丁醇,后4个月为巩固期,每日应用异烟肼、利福平,或每周3次间歇应用异烟肼、利福平;强化期2个月,每日联合应用异烟肼、利福平、吡嗪酰胺、乙胺丁醇,后4个月为巩固期,每日应用异烟肼、利福平、乙胺丁醇,或每周3次间歇应用异烟肼、利福平、乙胺丁醇。第1个方案用于初次治疗的患者,第2个方案用于复发或治疗失败的患者。

(2)支持疗法:急性期患者应至少休息3个月,慢性期患者可从事部分学习和工作,注意加强营养,适当参加体育锻炼,增强体质。

(3)手术治疗:药物治疗无效或治疗后又反复发作者;盆腔包块较大或较大的包裹性积液;子宫内膜破坏广泛,药物治疗无效者,可行手术治疗。手术以全子宫加双侧附件切除为宜。年轻妇女应尽量保留卵巢功能。对病变局限于输卵管,又迫切希望生育者,可行双侧输卵管切除,保留子宫和卵巢。

(二)护理

1. 护理诊断

(1)焦虑:与病程长、不孕有关。

(2)慢性疼痛:与长期炎症刺激有关。

2. 护理措施

(1)心理护理:抗结核药物治疗疗程较长、药物不良反应较大,应帮助患者树立治疗的信心,按疗程坚持用药。虽然生殖器结核药物治疗可取得良好疗效,但治疗后妊娠的成功率极低,对希望生育者,可行辅助生殖技术助孕。

(2)药物治疗的护理:注意观察药物不良反应及药物治疗效果。

(3)手术治疗的护理:为防止术时感染扩散,提高手术治疗效果,手术前后应遵医嘱给予抗结核药物治疗;由于生殖器结核盆腔粘连广泛而致密,术前应口服肠道抗生素,并作清洁灌肠;手术应在感染手术间进行,术后手术器械及敷料应按特殊感染手术用物进行处理。

(4)健康教育:应注意休息,加强营养,增强体质。治疗期间应每月复查肝功能、肾功能及血小板,如有异常及时就诊。做好卡介苗接种,积极防治肺结核、肠结核、淋巴结结核等。

讨论与思考

1. 比较滴虫阴道炎与外阴阴道假丝酵母菌病的异同点。

2. 王某,女性,35 岁,已婚,因白带增多伴外阴瘙痒 1 周就诊,10d 前在公共浴池泡澡。妇科检查发现阴道充血及大量黄绿色、脓性、泡沫状白带,白带内查见滴虫。诊断:滴虫阴道炎。

(1)滴虫阴道炎的传播方式是什么? 本患者是通过什么方式传播的?

(2)该患者用甲硝唑全身及局部联合用药治疗 7d 后症状消失,此后未复诊,1 个月后疾病复发,请问疾病复发的原因是什么? 应进行哪些护理及用药指导? 健康教育的内容是什么?

3. 李某,女,26 岁,双胎妊娠,第 1 胎,胎膜早破,规律宫缩 4h,子宫颈口开大 4cm,行剖宫产结束分娩,手术顺利,术后应用盐酸克林霉素和替硝唑氯化钠注射液预防感染 3d,后改用口服头孢氨苄胶囊 2d,术后 7d 出院。出院后第 4 天因寒战、发热和下腹痛 2d 再次入院。入院查体:体温 39.6℃,脉搏 110 次/分,呼吸 24 次/分,血压 120/70mmHg。痛苦病容,腹痛拒按,宫底耻骨联合上 3cm。妇科检查:阴道黏膜无充血,阴道分泌物呈脓血性,有异味,宫颈充血,可见脓性分泌物从宫颈口流出,宫颈举痛,子宫如 3 个月妊娠大且软,压痛,右附件区压痛明显,触及边界不清的囊性肿块,约 5cm×4cm×4cm 大小,左附件区有轻压痛。白细胞 18.8×10⁹/L,中性粒细胞 0.92,血红蛋白 100g/L。

(1)可能考虑的临床诊断是什么?

(2)入院后经进一步检查,最后诊断为急性盆腔腹膜炎和急性盆腔结缔组织炎,结合剖宫产时病历,除胎膜早破和临产后剖宫产外,最可能造成感染的原因是什么?

(3)盐酸克林霉素和替硝唑氯化钠注射液所覆盖的菌谱中缺少革兰阳性杆菌? 革兰阳性球菌? 革兰阴性菌和(或)厌氧菌?

(4)应如何处理? 护理措施有哪些?

(陈秀娟)

第 **4** 章

女性生殖系统肿瘤患者的护理

学习要点

1. 外阴癌的临床表现、诊断、治疗及护理。
2. CIN 的病因、病理、诊断、治疗。
3. 宫颈癌的病理、转移途径、临床表现、诊断、治疗及护理。
4. 子宫肌瘤的病因、分类、临床表现、治疗及护理。
5. 子宫内膜癌的病因、临床表现、诊断、治疗及护理。
6. 卵巢肿瘤的病理特点、并发症及良、恶性肿瘤的鉴别及护理。

第一节　外阴肿瘤

✚ 案例分析

某女性患者,61 岁,发现外阴左侧有一肿块 2 年。2 个月前自行破溃,局部有血性分泌物。查体见左侧大阴唇有一硬结约 3cm×2cm×2cm 大小,基底宽,不活动,腹股沟淋巴结未触及。

问题:

1. 此患者最可能的诊断是什么? 诊断依据有哪些?
2. 还需做哪项检查? 如何治疗?
3. 如何护理?

一、疾病概要

外阴肿瘤包括良性肿瘤与恶性肿瘤。良性肿瘤比较少见,主要有乳头瘤、汗腺腺瘤、纤维瘤及平滑肌瘤等。恶性肿瘤多见于 60 岁以上女性,占女性生殖器官恶性肿瘤的 3%~5%。包括外阴鳞状细胞癌、基底细胞癌、前庭大腺癌、恶性黑色素瘤等。其中外阴鳞状细胞癌占外阴恶性肿瘤的 90%,且近年来有增高趋势。本节仅讲述外阴鳞状细胞癌。

（一）病因

外阴癌病因目前尚不清楚。可能与下列因素有关:①病毒感染,尤其是 HPV 感染;②慢性非瘤样皮肤黏膜病变;③慢性溃疡、外阴卫生不良等长期慢性刺激。

（二）病理

1. 巨检　外阴可见单个或多个乳头状或菜花状结节、肿块,甚至形成火山口样质硬溃疡。

2. 镜检　多数为高分化鳞状细胞癌,有大量角化癌株及细胞间桥。

（三）转移途径

外阴癌的特点是转移早、发展快。转移途径主要有直接蔓延和淋巴转移,极少出现血行转移。

1. 直接蔓延　癌组织沿皮肤、黏膜直接侵犯阴道、尿道和肛门,晚期可侵犯膀胱、直肠。

2. 淋巴转移　外阴两侧丰富的淋巴管相互交通成淋巴网,癌细胞沿淋巴管扩散至同侧腹股沟浅淋巴结,然后经腹股沟深淋巴结进入盆腔淋巴结。但阴蒂部病灶的癌细胞是向两侧绕过腹股沟浅淋巴结直接扩散至腹股沟深淋巴结;而外阴后部的癌灶则是绕过腹股沟浅淋巴结直接至盆腔内淋巴结。

3. 血行转移　仅见于晚期,多转移至肺、骨骼等。

（四）临床分期

目前采用 2009 年国际妇产科联盟(FIGO)分期标准(表 4-1)。

表 4-1　外阴癌分期(FIGO)

Ⅰ期	癌组织局限于外阴
Ⅰ A	癌组织最大径线≤2cm,且间质浸润≤1.0mm,无淋巴结转移
Ⅰ B	癌组织最大径线>2cm,或间质浸润>1.0mm,无淋巴结转移
Ⅱ期	癌组织累及会阴邻近部位(下 1/3 尿道、下 1/3 阴道、肛门),无淋巴结转移(无论肿瘤大小)
Ⅲ期	癌组织累及会阴邻近部位(下 1/3 尿道、下 1/3 阴道、肛门),有腹股沟-股淋巴结转移(无论肿瘤大小)
Ⅲ A	1 个淋巴结转移(≥5mm),或 1~2 个淋巴结转移(<5mm)
Ⅲ B	≥2 个淋巴结转移(≥5mm),或≥3 个淋巴结转移(<5mm)
Ⅲ C	阳性淋巴结伴囊外扩散
Ⅳ期	癌组织累及上 2/3 尿道,或上 2/3 阴道,或出现远处转移
Ⅳ A	癌组织累及以下部位:①上尿道和(或)阴道黏膜、直肠黏膜或膀胱黏膜;②扩散至骨盆壁;③腹股沟-股淋巴结固定或出现溃疡
Ⅳ B	包括盆腔淋巴结在内的任何远处转移

（五）临床表现

1. 症状　主要为久治不愈的持续的外阴瘙痒和如菜花状、结节状等不同形态的肿物。肿瘤如累及尿道、直肠时,可出现尿频、尿痛、血尿、便秘、便血等症状。

2. 体征　外阴任何部位均可出现癌灶,以大阴唇最多见,其次是小阴唇、阴蒂、会阴等部位。如癌灶发生转移,于腹股沟处可触及无压痛、质硬、固定且增大的淋巴结。

（六）诊断

1. 病史及临床表现　早期外阴局部,尤其是大阴唇出现丘疹、小结节或溃疡,晚期病灶增大呈乳头状、菜花状,或伴有出血、感染。

2. 组织学检查 对一切外阴赘生物和可疑病灶应及时做活检。采用1%甲苯胺蓝涂抹外阴病变部位,干燥后用1%醋酸脱色,于蓝染部位取材做活检,也可在阴道镜指导下定位活检,以提高活检阳性率。

另外,也可通过B超、CT、MRI等影像学检查,或膀胱镜检查、直肠镜检查等判断病灶有无转移。

(七)治疗

以手术治疗为主,放射治疗和化学治疗为辅。为保留外阴的解剖结构,改善患者的生活质量,在不影响预后的前提下,手术治疗注重个体化,最大限度地缩小手术范围。

1. 手术治疗

ⅠA:扩大切除局部病灶,多病灶者可行单侧外阴切除,腹股沟淋巴结通常不需切除。

ⅠB:广泛外阴切除及腹股沟淋巴结清扫术。

Ⅱ~Ⅲ:广泛外阴切除+双侧腹股沟淋巴结清扫术及病灶累及的下尿道、阴道或肛门皮肤的切除。

Ⅳ:广泛外阴切除、双侧腹股沟淋巴结和盆腔淋巴结清扫术。如癌灶累及膀胱、上尿道或直肠,则做相应切除。

2. 放射治疗 虽然外阴鳞状细胞癌对放射治疗较敏感,但其正常组织对放射线耐受性较差,易发生明显的放射反应,故放疗仅适用于不能手术、术前缩小癌灶、腹股沟淋巴结转移的补充治疗、术后原发病灶的补充治疗或复发癌患者。

3. 化学治疗 多用于外阴癌晚期和复发癌的综合治疗,可与放疗同期进行,也可在手术后、放疗后进行。化疗方案既可选择单药顺铂与放疗同期进行,也可选择EP方案(5-FU+DDP)等联合化疗方案。用药途径常选用静脉注射或局部动脉灌注。

> **重点提示**
>
> 外阴癌的常见症状为不易治愈的外阴瘙痒,多发生于大阴唇。外阴活检是确诊外阴癌的方法,首选手术治疗。

二、护　理

(一)护理诊断

1. 疼痛　与晚期癌组织累及神经、血管或淋巴系统有关。

2. 有感染的危险　与手术创面大且邻近肛门或抵抗力低有关。

3. 自我形象紊乱　与外阴切除有关。

4. 恐惧　与担心外阴癌危及生命有关。

(二)护理措施

1. 心理护理　积极与患者沟通,了解其顾虑及想法,针对具体情况给予相应的帮助和支持,耐心向患者及家属解释外阴癌的相关知识及手术方式,缓解压力,消除不安,增强战胜疾病的信心,积极配合治疗。

2. 手术患者的护理

(1)术前准备:①按阴部手术常规进行术前准备。②检查和评估患者全身情况,积极治疗各种内科疾病,尤其糖尿病患者。③保持外阴清洁,术前 3~5d 用 1∶5000 高锰酸钾溶液坐浴,每日 2 次。④皮肤准备,术前 1d 进行,范围为上至耻骨联合上 10cm,下方包括外阴部、肛门周围、臀部及大腿内侧上 1/3。外阴需要植皮者,还应对供皮区进行剃毛、消毒,并用无菌治疗巾包裹。

(2)术后护理:①取平卧位,屈膝外展,膝下垫软枕。②严密观察生命体征,记录出入液量。③观察切口有无渗血,术后外阴及腹股沟伤口加压包扎 24h,压沙袋 4~8h。④植皮者应密切注意移植皮瓣的湿度、温度及颜色。⑤保持外阴清洁干燥,每天擦洗外阴,术后 2d 开始遵医嘱用红外线灯照射会阴和腹股沟部位,每次 15~20min,每天 2 次,以促进局部血液循环,利于切口愈合;外阴切口术后 5d 开始间断拆线,术后 7d 拆线。⑥保持导尿管通畅,并注意观察尿液的量、色、性状;留置尿管期间鼓励患者多饮水,一般术后 5~7d 拔出导尿管,拔尿管前 2d 训练膀胱功能。⑦术后 1d 进流食,术后 2d 进半流食,术后第 5 天开始,遵医嘱应用缓泻药,预防便秘。⑧遵医嘱应用抗生素预防感染。

3. 放疗患者的皮肤护理　放疗患者一般在照射后 8~10d 出现皮肤红斑或干性脱屑等反应。放疗期间注意观察照射部位皮肤的颜色、结构及其完整性,依据患者皮肤的损伤程度给予相应护理。如出现皮肤红斑、干性脱屑,可在保护皮肤的基础上继续照射;如出现水疱、溃疡等,则应停止放疗。保持皮肤干燥清洁,防止感染,避免刺激,遵医嘱皮肤涂 1% 甲紫、抗生素软膏或生肌散等药物。

4. 化疗患者的护理　按化疗护理常规进行(详见第 5 章第三节"化疗患者的护理")。

(三)健康教育

1. 加强卫生知识宣教　注意保持外阴清洁干燥;积极防治外阴病毒感染及外阴瘙痒;及早诊治外阴慢性非瘤样皮肤黏膜病变;养成良好的卫生习惯。

2. 出院指导　外阴癌患者如有淋巴转移,5 年生存率约为 50%;无转移者,约为 90%。患者出院后须定期随访。术后每 1~2 个月随访 1 次,持续 1 年,第 2 年每 3 个月 1 次,第 3~4 年每半年 1 次,5 年以后 1 年 1 次。

第二节　子宫颈肿瘤

案例分析

某患者,女,55 岁,经产妇,已绝经。因同房后出现阴道血性白带 3 个月就诊。既往体健。妇科检查:宫颈肥大,重度糜烂,质脆易出血,子宫正常大小,双侧附件未扪及。宫颈刮片细胞学检查见可疑癌细胞。

问题:

1. 该患者可能是何种疾病?

2. 确诊需做哪项检查?如何治疗?

3. 其护理诊断有哪些?如何护理?

一、子宫颈上皮内瘤变

子宫颈上皮内瘤变(cervical intraepithelial neoplasia,CIN)是与子宫颈浸润癌关联密切的一组子宫颈病变,多发生于25~35岁女性。其中高级别CIN具有癌变潜能,有可能发展成为浸润癌,故CIN反映了子宫颈癌发生发展的连续过程。

1. 病因　通过流行病学调查发现CIN与以下因素有关。

(1)人乳头瘤病毒(human papilloma virus,HPV)感染:HPV目前已知有120多个型别,其中30多个与生殖道感染有关,10多个与CIN和子宫颈癌发病密切相关(详见第2章第三节宫颈脱落细胞HPV DNA检测)。

(2)性行为及分娩次数:性伴侣过多、性行为过早(<16岁)、性活跃及早年分娩、多产等均与子宫颈癌的发生有关。另外,与患有前列腺癌、阴茎癌或其性伴侣曾患子宫颈癌的男子接触的女性,也容易患子宫颈癌。

(3)其他:吸烟、应用避孕药等也可诱发CIN。

2. 病理　分为3级(图4-1)。

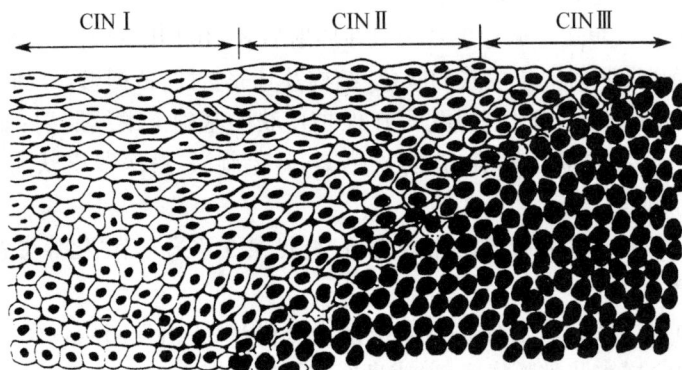

图4-1　CIN分级

Ⅰ级　轻度异型。病变局限在上皮层的下1/3,细胞核增大,核稍深染,核分裂象少,核质比例稍增大,细胞极性正常。

Ⅱ级　中度异型。病变占据上皮层的下1/3~2/3,细胞核明显增大,核深染,核分裂象较多,核质比例增大,细胞数量明显增多,细胞极性尚存。

Ⅲ级　重度异型和原位癌。病变细胞占据上皮层的2/3以上或达全层,细胞核异常增大且核形不规则,核分裂象增多,核质比例显著增大,染色较深,细胞拥挤紊乱,无极性。

3. 临床表现　一般无特殊症状。有时出现阴道排液增多,有或无异味,也可出现接触性出血。妇科检查可无明显病灶,宫颈可光滑,或仅见局部红斑、白色上皮、宫颈糜烂等表现。

　　CIN 的发生可能与病毒感染、性行为及分娩次数等因素相关。CIN 可分为轻度异型、中度异型、重度异型和原位癌 3 级。

　　4. 诊断　主要依靠病理学检查诊断,另外一些辅助检查有助于提高病理学诊断率。

　　(1)子宫颈细胞学检查:是 CIN 及筛查早期宫颈癌的基本方法,也是诊断的必需步骤。通常选用巴氏涂片法或液基细胞涂片法,其报告形式主要有巴氏 5 级分类法和 TBS 分类系统。由于巴氏分类法简单,且不能很好地反映组织学病变程度,故临床广泛使用的是能将细胞学、组织学与临床处理方案较好结合的 TBS 分类法。

　　(2)高危型 HPV DNA 检测:相对于细胞学检查,此法的特点是特异性较低,但敏感性较高。在筛查子宫颈癌时可与细胞学检查联合应用。细胞学检查出现未明确诊断意义的不典型鳞状细胞(ASCUS),宜进行高危型 HPV DNA 检测阳性者,进一步行阴道镜检查;阴性者 1 年后行细胞学检查。

　　(3)阴道镜检查:细胞学检查出现 ASCUS,并行高危 HPV DNA 检测结果呈阳性者,或 TBS 低度鳞状上皮内病变及以上者,应进一步做阴道镜检查。

　　(4)子宫颈活组织检查:是确诊 CIN 最可靠的方法。任何肉眼可见病灶均需做单点或多点活检;如无明显病灶,可在宫颈转化区(原始鳞-柱状上皮交接部和生理鳞-柱状上皮交接部之间的区域即为转化区)3、6、9、12 点处取材,或在碘实验不染色区或涂醋酸后的醋酸白上皮区取材,也可在阴道镜指导下取材。

　　5. 治疗

　　(1)CIN Ⅰ:约有 60% 可自然转变为正常,若细胞学检查结果为低度鳞状上皮内病变(LSIL)及以下,可随访观察。在随访过程中如病情发展或持续存在达 2 年,应给予治疗。若细胞学检查结果为高度鳞状上皮内病变(HSIL)则需治疗,治疗方法可根据阴道镜检查情况选择,阴道镜检查满意的可选择冷冻或激光等物理治疗,不满意的可行子宫颈锥切术。

　　(2)CIN Ⅱ 和 CIN Ⅲ:CIN Ⅱ 患者中约有 20% 会发展为 CIN Ⅲ,约有 5% 会发展为浸润癌。因此,CIN Ⅱ 和 CIN Ⅲ 患者均需治疗。①CIN Ⅱ:可根据阴道镜检查情况选择治疗方法。阴道镜检查满意的可选用物理治疗或子宫颈锥切术,而阴道镜检查不满意的采用子宫颈锥切术。②CIN Ⅲ:通常采用子宫颈锥切术(包括子宫颈环形电切除术和冷刀锥切术)。另外,对于无生育要求、年龄较大、合并有其他手术指征的妇科良性疾病、且子宫颈锥切确诊为 CIN Ⅲ 的可行全子宫切除术。

二、子宫颈癌

(一)疾病概要

　　子宫颈癌是最常见的女性生殖系统的恶性肿瘤。多发生于 50~55 岁。近年来,由于子宫颈细胞学筛查的广泛应用,早期发现和治疗子宫颈癌和癌前病变,大大降低了子宫颈癌的发病率和病死率。

　　1. 病因　宫颈癌的发病原因目前尚未明确,考虑是多因素综合作用所致。其相关因素见

"子宫颈上皮内瘤变"。

2. 病理 子宫颈癌的发生发展过程分为 3 个阶段,即子宫颈正常上皮-上皮内瘤变-癌(图 4-2)。

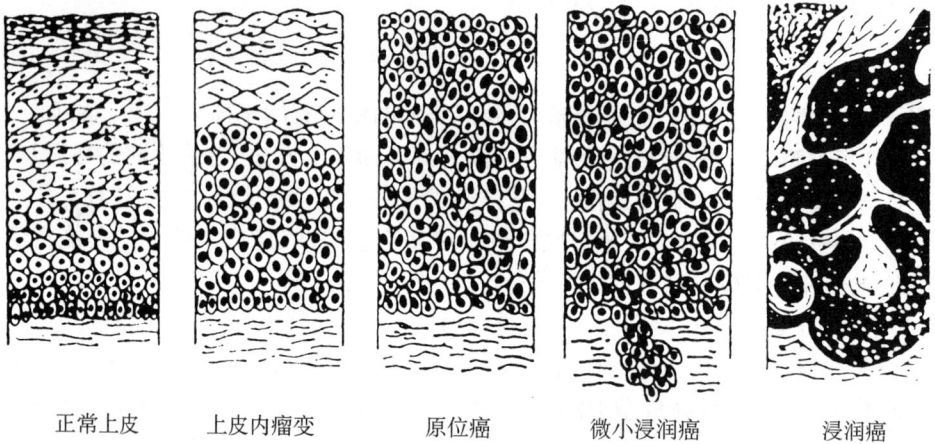

正常上皮　　上皮内瘤变　　原位癌　　微小浸润癌　　浸润癌

图 4-2　子宫颈正常上皮-上皮内瘤变-癌

宫颈浸润癌可分为鳞状细胞浸润癌、腺癌、腺鳞癌。

(1)鳞状细胞浸润癌:占宫颈癌的 75%～80%。

巨检:病变早期的微小浸润癌肉眼观察无明显异常,或发现类似宫颈管柱状上皮异位,随着病情发展,出现以下 4 种类型(图 4-3)。

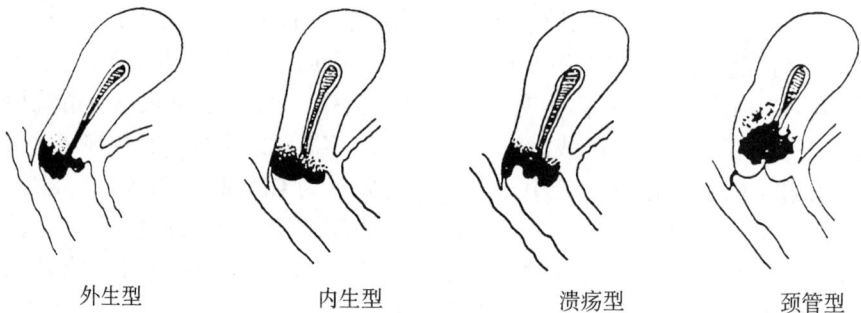

外生型　　　　内生型　　　　溃疡型　　　　颈管型

图 4-3　宫颈鳞状细胞癌的类型(巨检)

a. 外生型(菜花型):最常见。癌组织向外生长,逐渐突向阴道,状如菜花,质脆,触之易出血;常累及阴道。

b. 内生型:癌灶浸润宫颈深部组织,宫颈硬而肥大,膨大如桶状,表面光滑或仅有柱状上皮异位;常累及宫旁组织。

c. 溃疡型:上述 2 种类型癌灶继续发展,癌组织坏死脱落形成溃疡或空洞,形如火山口状。

　　d. 颈管型:癌灶隐蔽在宫颈管内,常侵入宫颈管或子宫峡部的供血层,也可转移至盆腔淋巴结。

　　镜检:①微小浸润癌。在原位癌基础上可见癌细胞团似泪滴状突破基底膜,浸润间质;间质浸润深度不超过 5mm,宽度不超过 7mm。②浸润癌。癌组织浸润间质范围超出微小浸润癌,浸润间质深度已超过 5mm,呈网状或团块状浸润。依据癌细胞分化程度可分为 3 级:Ⅰ级为高分化鳞癌(角化性大细胞型),细胞异型性较轻,角化珠形成明显,可见细胞间桥,无核分裂或核分裂<2/高倍视野;Ⅱ级为中分化鳞癌,细胞异型性明显,无角化珠或较少,细胞间桥不明显,核分裂 2~4/高倍视野;Ⅲ级为低分化鳞癌(小细胞型),多为未分化的小细胞,异型性明显,无角化珠及细胞间桥,核分裂>4/高倍视野。

　　(2)腺癌:占宫颈癌的 20%~25%,近年来其发病率有上升趋势。

　　巨检:癌细胞来自宫颈管内,有两种方式向宫颈管管壁浸润。一种是向宫颈外口生长并突出于宫颈外口,常累及宫旁组织。另一种是向宫颈管内生长,宫颈管膨大如桶状,但宫颈外观可正常。

　　镜检:主要有 2 种类型。①黏液腺癌:为宫颈腺癌中最常见的类型。可见腺体结构,腺上皮细胞异型性明显,上皮细胞增生呈多层,有核分裂象。可分高、中、低分化腺癌。②恶性腺癌:又称微偏腺癌。腺上皮细胞无异型性,常有淋巴转移。

　　(3)腺鳞癌:少见,占宫颈癌的 3%~5%。癌组织中含有鳞癌和腺癌两种成分。

> **重点提示**
>
> 　　子宫颈癌的发生发展过程分为 3 个阶段,即子宫颈正常上皮–上皮内瘤变–浸润癌。宫颈浸润癌可分为鳞状细胞浸润癌、腺癌、腺鳞癌。鳞状细胞浸润癌占宫颈癌的 75%~80%。

　　3. 转移途径　直接蔓延和淋巴转移为主要转移途径,而血行转移极少见。

　　(1)直接蔓延:最常见,癌组织直接向邻近器官及组织扩散。向下常累及阴道,而极少向上累及宫腔;向两侧可累及宫颈旁、阴道旁组织及主韧带,甚至可达骨盆壁;如累及输尿管,则可导致输尿管阻塞及肾积水。晚期癌灶若向前侵犯膀胱,则形成膀胱-阴道瘘,向后累及直肠,形成直肠-阴道瘘。

　　(2)淋巴转移:宫颈癌组织局部浸润后侵入淋巴管,形成瘤栓并随淋巴液引流至局部淋巴结,形成淋巴管内的扩散。淋巴转移分为一级淋巴结组和二级淋巴结组,一级淋巴结组包括子宫颈旁、子宫旁、髂内、髂外、髂总、闭孔及骶前淋巴结;二级淋巴结组包括腹股沟浅、深淋巴结、腹主动脉旁淋巴结。

　　(3)血行转移:极少见。主要见于晚期,癌组织可转移至肺、肝或骨骼等。

　　4. 临床分期　采用 2009 年国际妇产科联盟(FIGO)的临床分期标准(表 4-2,图 4-4)。

　　5. 临床表现　多数宫颈癌起源于宫颈移行带,好发部位为宫颈外口的鳞-柱状上皮交界处。早期常无明显症状和体征。尤其是颈管型宫颈癌患者,由于宫颈外观正常而易漏诊或误诊。随着病情的发展,可出现以下表现。

表4-2 子宫颈癌临床分期

Ⅰ期	癌灶局限在子宫颈
Ⅰ A	镜下浸润癌,间质浸润深度<5mm,宽度≤7mm
Ⅰ A1	间质浸润深度≤3mm,浸润宽度≤7mm
Ⅰ A2	间质浸润深度>3mm 且<5mm,浸润宽度≤7mm
Ⅰ B	临床癌灶局限于子宫颈,或者镜下可见癌灶>Ⅰ A
Ⅰ B1	临床癌灶≤4cm
Ⅰ B2	临床癌灶>4cm
Ⅱ期	癌灶超越子宫,但未达阴道下 1/3 或骨盆壁
Ⅱ A	癌灶侵犯阴道上 2/3,宫旁无明显浸润
Ⅱ A1	临床可见癌灶≤4cm
Ⅱ A2	临床可见癌灶>4cm
Ⅱ B	肿瘤有明显宫旁浸润,但未达骨盆壁
Ⅲ期	肿瘤扩散至骨盆壁和(或)累及阴道下 1/3,和(或)引起无其他原因可解释的肾盂积水或肾无功能
Ⅲ A	肿瘤累及阴道下 1/3,但未达骨盆壁
Ⅲ B	肿瘤侵犯至骨盆壁,或引起肾盂积水或肾无功能
Ⅳ期	肿瘤扩散超出真骨盆,或侵犯膀胱和(或)直肠黏膜
Ⅳ A	肿瘤侵犯盆腔内的邻近器官
Ⅳ B	肿瘤向远处器官转移

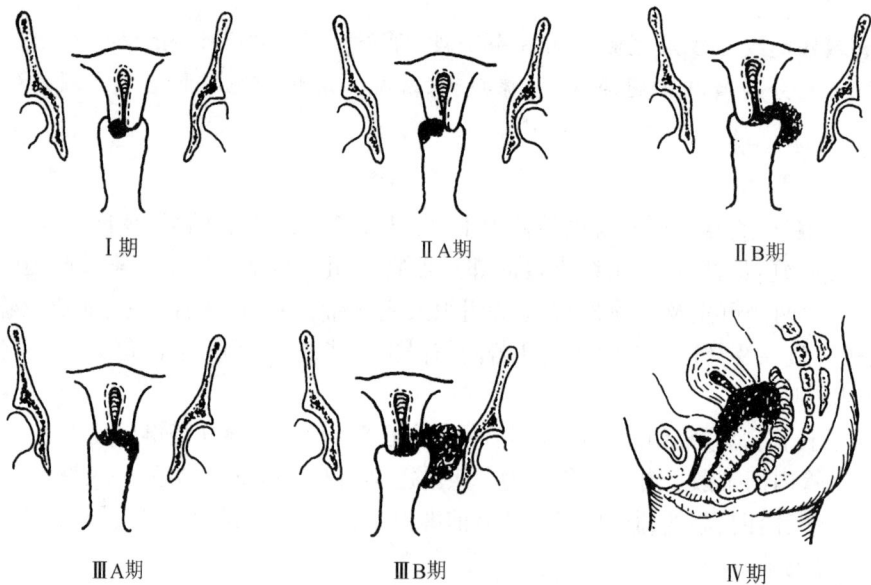

Ⅰ期 ⅡA期 ⅡB期

ⅢA期 ⅢB期 Ⅳ期

图4-4 子宫颈癌临床分期

(1)症状:①阴道出血。早期常为接触性出血,即妇科检查后或性生活后出现阴道出血。也可出现不规则阴道出血、月经异常(经期延长、经量增多)或绝经后不规则阴道出血。如癌灶侵犯至大血管可引起大出血。外生型宫颈癌出血早且量多,内生型宫颈癌出血较晚。②阴道排液。多数患者出现阴道排液增多,白色或血性、呈水样、有腥臭味;晚期由于癌组织坏死、感染,可出现大量米泔水样或脓性有异味的白带。③疼痛。晚期因癌灶侵犯至周围神经组织,导致下腹部或腰骶部的疼痛。④其他。癌灶累及的范围不同而出现不同症状。如累及尿道,出现尿频、尿急等;累及直肠,可出现便秘等症状;累及或压迫输尿管则可出现肾盂积水及尿毒症等症状。另外,晚期患者可出现贫血、发热、恶病质等全身衰竭症状。

(2)体征:微小宫颈癌一般无明显病灶,宫颈光滑或仅见不同程度的糜烂。随着病情的发展,不同类型的宫颈癌出现不同体征。外生型宫颈癌表面可见息肉状或菜花状赘生物,表面不规则,质脆易出血;内生型宫颈癌为子宫颈肥大、质硬、宫颈管膨大如桶状;晚期因癌组织坏死脱落形成溃疡,宫颈甚至呈空洞状。癌组织侵犯至阴道壁时,阴道壁变硬或有赘生物生长。若累及宫旁组织,双合诊、三合诊检查扪及两侧宫旁组织增厚、结节状、质硬;扩散至骨盆壁,则形成“冰冻骨盆”。

6. 诊断及鉴别诊断　早期宫颈癌的诊断一般采用“三阶梯”程序进行,即宫颈刮片细胞学检查和(或)高危型 HPV DNA 检测-阴道镜检查-宫颈活检(具体方法见本节的“宫颈上皮内瘤变”的诊断)。确诊依据为宫颈活检病理检查。确诊后可根据病情适当选择静脉肾盂造影、胸部 X 线摄片、膀胱镜检查、B 超、CT、MRI 等影像学检查确定癌灶转移情况。

在诊断宫颈癌的过程中,通常依据宫颈活检病理检查与子宫颈息肉、子宫内膜异位症、子宫颈柱状上皮异位、子宫颈良性肿瘤等鉴别。

重点提示

直接蔓延淋巴转移是主要的转移途径。早期宫颈癌的主要表现为接触性出血。筛查早期宫颈癌常用的方法是宫颈刮片细胞学检查,确诊方法是宫颈活检。

7. 治疗　应依据患者年龄、全身情况、临床分期、有无生育要求、医疗设备及医疗水平等,综合分析决定治疗方案。采用手术和放疗为主,化疗为辅的治疗原则。

(1)手术治疗:主要用于临床分期为ⅠA~ⅡA患者。对于年轻患者可保留卵巢和阴道功能。ⅠA1:行全子宫切除术。ⅠA2:行改良广泛子宫切除术及盆腔淋巴清扫术。ⅠB1 和ⅡA1:行广泛子宫切除术及盆腔淋巴清扫术。如有髂总淋巴结转移者,应对腹主动脉旁淋巴取样送检。ⅠB2 和ⅡA2:行广泛子宫切除及盆腔淋巴清扫术,同时行腹主动脉旁淋巴取样或根据病情做放疗或化疗缩小病灶后行全子宫切除术。对于年轻有生育要求的患者,ⅠA1 行宫颈锥形切除术;ⅠA2 和ⅠB1(肿瘤直径<2cm)可行广泛子宫颈切除术及盆腔淋巴清扫术。

(2)放射治疗:适用于全身情况不宜手术者;部分ⅠB2 和ⅡA2 或宫颈癌灶较大手术前;ⅡB 及以后各期的患者。

(3)化疗:主要用于晚期癌或复发癌患者的治疗。化疗是一种辅助治疗。通常选用的药物有顺铂、氟尿嘧啶、卡铂、紫杉醇、博来霉素等。化疗方案多选用以铂类为基础的联合化疗,如 TP(顺铂+紫杉醇)、BP(顺铂+博来霉素)、FP(顺铂+氟尿嘧啶)等。用药途径常选择静脉滴注或动脉局部灌注。

(二)护理

1. 护理诊断

（1）恐惧：与担心宫颈癌威胁生命有关。

（2）排尿异常：与癌组织侵犯膀胱、输尿管或宫颈癌术后影响膀胱功能有关。

（3）疼痛：与癌组织侵犯周围神经或子宫切除术后创伤有关。

（4）营养失调：与长期消耗及术后营养不当有关。

（5）有感染的危险：与不规则阴道出血、手术所致的机体抵抗力降低有关。

2. 护理措施

（1）心理护理：关心体贴患者，与其建立良好的护患关系，加强交流，耐心听取患者的内心感受；利用宣传资料、成功案例介绍有关宫颈癌的医学常识、诊治过程及可能出现的不适和应对措施。帮助患者消除恐惧心理，增强治疗的信心，以良好的心态积极配合治疗。

（2）饮食护理：注意纠正患者不良的饮食习惯，合理膳食，加强营养，多进食高营养、易消化、富含维生素的低脂饮食。

（3）保持外阴清洁：指导患者勤换会阴垫，每天冲洗会阴 1~2 次。

（4）活动性出血的护理：尽量避免不必要的阴道检查，如需检查应注意动作轻柔，一旦出血，立即通知医生，同时阴道内填塞纱布止血，做好急救准备。

（5）术前准备：按腹部手术进行术前准备。

①阴道准备：术前 3d 用消毒液消毒宫颈及阴道，每天 2 次。

②肠道准备：术前 8h 禁食，4h 禁饮。术前一日晚行清洁灌肠。

（6）术后护理：①术后密切监测生命体征及病情变化，记录出入液量。②保持引流管的通畅，并注意观察引流液的量、色及性状。遵医嘱常于术后 48~72h 拔出引流管。③保持导尿管的通畅，术后一般留置尿管 7~14d。由于宫颈癌手术涉及范围广，可能降低膀胱功能；留置尿管时间长，使膀胱功能恢复速度减慢，故应在拔尿管前 3d 开始夹闭尿管，每 2h 开放 1 次，以训练膀胱功能，促使患者恢复正常排尿。尿管拔除后应每 1~2h 嘱患者排尿 1 次，如拔管后 4~6h 不能自行排出小便或残余尿量>100ml，可考虑重新插管。④指导患者进行床上功能锻炼：术后 6h 翻身；术后第 1 天进行床上活动；第 2 天坐起；第 3 天可床边活动；第 4 天可扶墙上厕所，以后活动量可逐渐增加。

（7）预防感染：遵医嘱应用抗生素预防感染。

3. 健康教育

（1）加强防癌宣教：大力宣传与宫颈癌发生相关的高危因素，积极诊治 CIN、宫颈炎及性传播性疾病；开展性知识教育，加强自我保健意识；广泛开展防癌普查，每 1~2 年普查 1 次。

（2）做好出院指导：在宫颈癌患者治疗后复发的病例中，50% 发生在 1 年内；75%~80% 在 2 年内，故应向患者及家属说明随访的重要性。一般治疗后每 3~4 个月复查 1 次，连续 2 年，3~5 年每 6 个月 1 次，第 6 年起每年 1 次。随访内容包括盆腔检查、宫颈刮片细胞学检查、X 线胸片、宫颈鳞状细胞癌抗原等。

第三节　子宫肿瘤

子宫肿瘤包括良性肿瘤和恶性肿瘤。良性肿瘤主要为子宫肌瘤,恶性肿瘤主要为子宫内膜癌。

一、子宫肌瘤

> **案例分析**
>
> 35 岁已婚女性,因月经周期缩短、经期延长、经量增多达 1 年来院。患者既往体健,月经规律,5~6d/28~30d。1 年前月经周期逐渐缩短、经期延长,8~10d/19~21d,经量增多。近 1 个月来患者感头晕、乏力、心悸,无腹痛,体格检查呈贫血貌。妇科检查:宫颈光滑,前位子宫,如 3 个月妊娠大小,表面结节感、质硬、活动,无压痛。B 超检查发现子宫底部有低回声肿物,边界清楚,直径约 8cm。
>
> 问题:
> 1. 此患者应考虑为何疾病? 诊断依据有哪些? 如何处理?
> 2. 护理诊断是什么? 如何护理?

(一)疾病概要

子宫肌瘤是女性生殖系统中最常见的良性肿瘤。常见于 30~50 岁的女性。

1. 病因　子宫肌瘤的确切病因尚不明确。由于子宫肌瘤在青春期前极少见,多发生于生育年龄,绝经后逐渐缩小,甚至消失,且生化检测发现肌瘤中雌激素受体浓度明显高于正常子宫平滑肌组织,故认为子宫肌瘤的发生可能与雌激素的过高刺激有关。

2. 病理

(1)巨检:子宫肌瘤为实质性球形肿瘤,质地较硬,表面光滑。挤压周围正常肌纤维形成假包膜,手术时易完整剥离。切面呈灰白色,可见旋涡状结构。肌瘤的颜色及硬度与纤维组织的多少有关。

(2)镜检:子宫肌瘤主要有增生的梭形平滑肌细胞及纤维结缔组织交叉构成。

3. 肌瘤变性　子宫肌瘤生长过快,导致血供障碍,使肌瘤发生不同变性,常见的变性有以下几种。

(1)玻璃样变性:最常见的变性。切面可见均匀透明样物质取代了原来的漩涡状结构。镜检发现变性区肌细胞消失,呈均匀透明无结构区。

(2)囊性变:玻璃样变性继续发展,肌细胞坏死液化形成大小不一的囊腔。其间可被结缔组织间隔,也可融合成大囊腔,内含无色清亮的液体,也可凝固成胶冻状。

(3)红色变性:主要见于妊娠期和产褥期。可能与肌瘤内小血管发生血栓或溶血有关,为一种特殊类型的坏死。患者剧烈腹痛,伴有恶心、呕吐、发热,检查肌瘤迅速增大、压痛,如半熟的牛肉,有腥臭味,质软,切面呈暗红色,漩涡状结构消失。实验室检查白细胞计数升高。

(4)钙化:主要发生于绝经后女性的肌瘤及瘤蒂细小、供血不足的浆膜下肌瘤。镜下可见钙化区有深蓝色微细颗粒,呈圆形,为层状沉积。

(5)肉瘤样变:为恶性变。主要发生在绝经后伴有疼痛和出血的患者,发生率仅为0.4%~0.8%。组织似生鱼肉状,质软而脆,与周围组织界限不清,切面呈灰黄色,漩涡状结构消失。镜检可见细胞增生,有异型性,排列紊乱。

4. 分类

(1)根据肌瘤生长部位分为宫颈肌瘤(占10%)和宫体肌瘤(占90%)。

(2)根据肌瘤与子宫肌壁的关系分为3种类型(图4-5)。

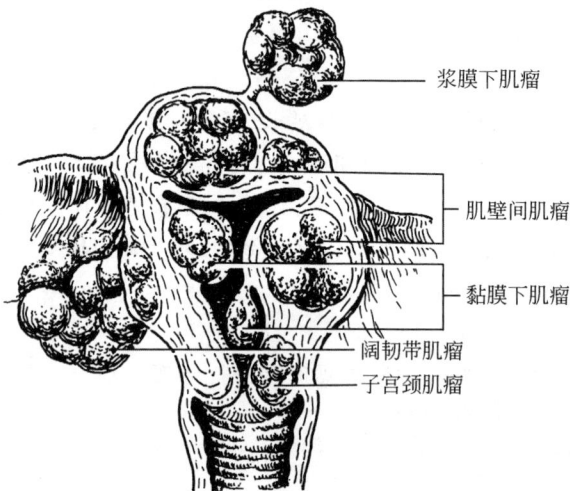

图 4-5　子宫肌瘤分类

a. 肌壁间肌瘤:最常见,占60%~70%。肌瘤位于肌壁内,周围被肌层包围。

b. 浆膜下肌瘤:肌瘤突向于子宫表面,向浆膜面生长,表面仅由浆膜层覆盖,约占20%。如肌瘤继续突向于浆膜面,使瘤体与肌壁间仅有一蒂相连,形成带蒂浆膜下肌瘤。因瘤蒂较细,易引起肌瘤供血不足而导致变性坏死。如瘤体由子宫体两侧突入阔韧带两叶之间,形成阔韧带肌瘤。

c. 黏膜下肌瘤:肌瘤突向于宫腔方向,表面仅有黏膜层覆盖,占10%~15%。此类肌瘤易形成蒂,如蒂较长时肌瘤可脱出宫颈外口,突入阴道内。

子宫肌瘤可单个,也可多个。各种不同类型的肌瘤如出现在同一子宫上,称为多发性子宫肌瘤。

重点提示

　　子宫肌瘤是女性生殖系统最常见的良性肿瘤。与雌激素的过高刺激有关。子宫肌瘤最常见的是肌壁间肌瘤。

5. 临床表现

(1)症状:①月经改变。主要表现为经量增多、经期延长,是子宫肌瘤最常见的症状。其原因是肌瘤引起子宫内膜面积增大、影响子宫收缩所致。子宫黏膜下肌瘤出现得最早,其次是肌壁间肌瘤,而浆膜下肌瘤极少见。②下腹包块。随着肌瘤的逐渐增大,子宫超过 12 周妊娠大小时,可于下腹部摸到包块,是浆膜下肌瘤最常见的症状。③白带增多。肌瘤引起盆腔充血,子宫内膜面积增大,内膜腺体增多,故白带增多。黏膜下肌瘤一旦发生感染、坏死、出血时,可出现血性或脓血性白带,有恶臭味。④压迫症状。随着肌瘤的增大,对子宫的邻近器官或组织会产生相应的压迫,出现不同的症状。压迫膀胱、尿道,引起尿频、尿潴留或排尿障碍;压迫直肠,易发生便秘;压迫输尿管,易形成输尿管扩张或肾盂积水。⑤疼痛。肌瘤一般情况下较少引起疼痛。发生红色变性或带蒂的浆膜下肌瘤蒂扭转时,可引起剧烈腹痛。较大的黏膜下肌瘤可有下腹部坠痛。⑥其他。肌瘤压迫输卵管或引起宫腔变形时,可造成不孕或流产。长期的经量增多,可继发贫血。

(2)体征:与肌瘤的数目、位置、大小及是否变性有关。肌瘤较大可于下腹部触及实性不规则肿块。妇科检查:子宫增大,表面结节状突起。黏膜下肌瘤子宫均匀增大,如脱出于宫颈外口,阴道窥器检查可在宫颈外口处见到表面光滑、暗红色的肿块,宫颈四周边缘清楚。发生感染时,可有坏死及脓血性分泌物。

6. 诊断与鉴别诊断　根据症状、体征,诊断一般无困难。对不能明确诊断者可借助相应的辅助检查方法,B 超是目前最常用的辅助检查方法,也可通过宫腔镜、腹腔镜等辅助检查协助诊断。

在诊断的过程中,应注意与卵巢肿瘤、妊娠子宫、盆腔炎性肿块、子宫腺肌病、子宫恶性肿瘤、子宫畸形等相鉴别。

7. 治疗　子宫肌瘤的治疗应根据肌瘤的大小、位置、数目及患者的症状、年龄、对生育要求综合考虑。

(1)随访观察:每 3~6 个月随访 1 次。适用于近绝经期、肌瘤小、无症状的患者。

(2)药物治疗:适用于近绝经年龄或全身情况不宜手术,且症状轻的患者。常用的药物有以下两种:①促性腺激素释放激素类似物,如亮丙瑞林或戈舍瑞林。应用促性腺激素释放激素类似物 6 个月以上可产生骨质疏松、绝经综合征等不良反应,故其长期用药亦受到限制。②米非司酮,因其拮抗孕激素,增加了子宫内膜增生的风险,不宜长期使用,可用于提前绝经或手术前。

(3)手术治疗:适用于肌瘤大、症状明显、药物治疗无效、有腹痛、作为引起流产或不孕的唯一原因及疑有肉瘤样变性者。可经阴道、经腹或用宫腔镜、腹腔镜进行手术。手术方式包括肌瘤剔除术和子宫切除术。①肌瘤剔除术:适用于有生育要求者,可经腹或经腹腔镜切除,大部分突入宫腔的肌壁间肌瘤或黏膜下肌瘤可经宫腔镜切除。②子宫切除术:对于无生育要求或怀疑有肉瘤样变者可经腹或经腹腔镜切除子宫。术前须行宫颈刮片细胞学检查,以排除CIN 或宫颈癌。

重点提示

　　子宫肌瘤的临床表现是月经改变。B 超是最常用的辅助检查方法。其治疗措施应根据肌瘤的大小、位置、数目及患者的症状、年龄及生育要求综合考虑。

(二)护理

1. 护理诊断

(1)焦虑:与担心子宫切除后影响生理功能及肌瘤恶变有关。

(2)知识缺乏:缺乏子宫肌瘤的相关知识。

(3)活动无耐力:与经量过多引起的继发性贫血有关。

(4)有感染的危险:与机体抵抗力低下有关。

2. 护理措施

(1)心理护理:耐心向患者及家属解释子宫肌瘤的相关知识,说明子宫肌瘤是良性肿瘤,手术治疗不会影响其生理功能,纠正患者对子宫肌瘤的错误认识。消除思想顾虑,增强康复信心。

(2)一般护理:①加强营养。进食高维生素、高蛋白、富含铁质且易消化的食物。②注意休息。阴道出血较多的患者,应注意保暖,卧床休息。

(3)观察病情,对症护理:①密切观察患者生命体征的变化及阴道出血情况,准确评估出血量,遵医嘱应用止血药或缩宫素,必要时输血、输液。②注意患者有无腹痛,并做好手术的准备。③肌瘤较大者,注意观察有无排尿或排便不畅、尿潴留等,必要时导尿或遵医嘱应用缓泻剂。

(4)手术患者护理:需手术者按经腹或经阴道手术的要求进行常规护理。

(5)预防感染:保持外阴清洁干燥。遵医嘱应用抗生素预防感染。

3. 健康教育

(1)加强知识宣教,指导患者用药,说明药物的不良反应及应对措施。需随访者应嘱其3~6个月随访1次。

(2)出院指导:手术患者术后1个月随访,了解其康复情况,术后3个月内禁止性生活、避免重体力劳动,肌瘤剔除术的患者术后避孕2年。

二、子宫内膜癌

案例分析

某女性患者,62岁,因阴道不规则出血2个月来诊。既往体健,月经规律,8年前绝经。妇科检查:宫颈光滑,子宫体稍大、软、活动、无压痛,附件未见异常。诊断性刮宫发现刮出物呈豆腐渣样。

问题:

1. 该患者怀疑是哪种疾病?诊断依据是什么?如何确诊?

2. 有哪些护理诊断?如何护理?

(一)疾病概要

子宫内膜癌又称为子宫体癌,是来源于子宫内膜腺体的一组上皮恶性肿瘤,以腺癌多见。发病年龄平均为60岁,其中50岁以上妇女占75%。为女性生殖系统三大恶性肿瘤之一,占20%~30%。近年来发病率呈上升趋势。

1. 病因　子宫内膜癌的确切病因不十分清楚,可能与子宫内膜长期受雌激素刺激,无孕激素拮抗有关。多见于无排卵性疾病(无排卵性功能失调性子宫出血、多囊卵巢综合征)、卵巢功能性肿瘤(颗粒细胞瘤、卵泡膜细胞瘤)、长期服用雌激素,尤其伴有绝经延迟、不孕不育及高血压病、糖尿病、肥胖症的患者。另外,子宫内膜癌的患者中约 10% 与家族遗传有关。

2. 病理

(1)巨检:可分为两型。①弥散型:癌组织突向于宫腔,侵犯子宫内膜的大部或全部,较少浸润肌层,可伴有出血、坏死。②局限型:呈菜花状或息肉状局限于子宫底部或子宫角,癌灶较小,易侵犯肌层。

(2)镜检:包括 5 种类型。①内膜样腺癌:占 80% ~ 90%。②腺癌伴鳞状上皮化生。③浆液性腺癌:占 1% ~ 9%,又称子宫乳头状浆液性腺癌。④黏液性癌:约占 5%。⑤透明细胞癌:占不到 5%。

3. 转移途径　大多数的子宫内膜癌生长缓慢、转移晚、预后较好。转移途径主要是直接蔓延和淋巴转移,晚期可有血行转移。

(1)直接蔓延:癌组织初期沿子宫内膜向上蔓延生长达子宫角,并波及输卵管;向下生长可侵犯宫颈管和阴道;向子宫肌壁浸润至浆膜层,在盆腔腹膜、大网膜、子宫直肠陷凹处种植。

(2)淋巴转移:主要转移途径。当癌组织分化不良或累及子宫颈、子宫深肌层时,易发生淋巴转移。其转移途径与肿瘤的生长部位有关。

(3)血行转移:晚期癌细胞可通过血行转移至肝、肺、骨等部位。

重点提示

子宫内膜癌的发生与雌激素的刺激有关,肥胖、高血压病、糖尿病是其发病的高危因素。最主要转移途径是淋巴转移。子宫内膜癌的特点是生长缓慢、转移晚、预后好。

4. 临床分期　采用国际妇产科联盟(FIGO)2009 年修订的手术病理分期标准(表 4-3)。

表 4-3　子宫内膜癌的手术病理分期

Ⅰ 期	癌瘤局限于子宫体
Ⅰ A	癌瘤浸润深度<1/2 肌层
Ⅰ B	癌瘤浸润深度≥1/2 肌层
Ⅱ 期	癌瘤累及宫颈间质,但局限于子宫
Ⅲ 期	癌瘤局部和(或)区域扩散
Ⅲ A	癌瘤蔓延至浆膜层和(或)附件
Ⅲ B	癌瘤累及阴道和(或)宫旁
Ⅲ C	盆腔淋巴结和(或)腹主动脉旁淋巴结发生转移
Ⅳ 期	癌瘤累及膀胱和(或)直肠黏膜,和(或)远处转移
Ⅳ A	癌瘤累及膀胱和(或)直肠黏膜
Ⅳ B	腹腔内和(或)腹股沟淋巴结等远处转移

5. 临床表现

(1)症状:①阴道出血。主要表现为绝经后不规则阴道出血。未绝经者表现为月经紊乱或经期延长、经量增多。②阴道排液。多为浆液性或血性,合并感染,则为脓血性,有恶臭味。③疼痛。癌组织累及子宫颈内口并引起宫颈管堵塞,可导致宫腔积脓,出现下腹胀痛或痉挛性疼痛。晚期压迫神经或累及周围组织,可出现下腹或腰骶部剧烈疼痛。④其他。晚期可出现消瘦、贫血、发热及恶病质等症状。

(2)体征:早期多无异常。晚期妇科检查子宫增大、质软,合并宫腔积脓时压痛明显。如肿瘤侵犯周围组织,子宫固定,子宫旁可扪及不规则结节。

6. 诊断及鉴别诊断　根据症状、体征一般不难诊断。但需要相应的辅助检查协助诊断。

(1)分段诊断性刮宫:是常用的而有价值诊断子宫内膜癌的方法,简称分段诊刮。可以鉴别子宫内膜癌和宫颈管腺癌,也可明确子宫内膜癌有无宫颈转移。

(2)B超检查:了解子宫的大小、内膜厚度、宫腔形状及有无赘生物、是否浸润肌层及深度。

(3)宫腔镜检查:直接观察宫腔及宫颈管内的情况,确定有无癌灶及其大小、部位,也可在宫腔镜下取材做活检,以提高诊断的准确性。

(4)其他:①CT帮助了解有无子宫以外的转移;MRI可协助判断癌组织浸润肌层和宫颈间质的情况。②血清CA125测定。③子宫内膜抽吸活检。

子宫内膜癌应注意与功能失调性子宫出血、黏膜下子宫肌瘤、子宫内膜息肉、萎缩性阴道炎、宫颈管癌、子宫肉瘤及输卵管癌等可引起阴道出血的疾病相鉴别。

7. 治疗　根据患者癌组织累及范围、组织学类型、全身情况、年龄选择合适的治疗方案。治疗方法包括手术治疗、放疗及药物治疗。

(1)手术治疗:是治疗子宫内膜癌的首选方法。Ⅰ期行全子宫切除及双附件切除术。Ⅱ期行改良广泛子宫切除和双附件切除术,同时清扫盆腔淋巴结及腹主动脉旁淋巴结取样。Ⅲ期和Ⅳ期患者行肿瘤细胞减灭术。手术切除标本应行病理学检查,作为术后选择辅助治疗的依据。

(2)放疗:分腔内照射和体外照射两种,是一种有效的治疗子宫内膜癌的方法,包括以下两种。①单纯放疗:仅用于晚期手术无法切除或有手术禁忌证的患者。②放疗联合手术及化疗:提高疗效,降低复发。

(3)药物治疗:①化疗。主要用于复发癌或晚期癌的治疗,也可用于术后存在复发高危因素的患者。常用药物有多柔比星、紫杉醇、顺铂、环磷酰胺、氟尿嘧啶等,既可单独用药,也可联合用药,或与孕激素并用。②孕激素。除用于复发癌或晚期癌之外,对极早期要求保留生育能力的年轻患者也可试用。孕激素以大剂量、高效、长期应用为宜,至少用药12周以上才能评判其疗效。常用药物有:醋酸甲羟孕酮口服,200～400mg/d;己酸孕酮500mg,每周2次,肌内注射。但孕激素长期应用可能引起水肿、药物性肝炎及水钠潴留等不良反应,停药后可立即恢复。

重点提示

　子宫内膜癌的主要症状是绝经后不规则阴道出血。确诊方法为分段诊断性刮宫。治疗方法首选手术。

(二)护理

1. 护理诊断

(1)恐惧:与担心肿瘤危及生命有关。

(2)知识缺乏:缺乏子宫内膜癌的相关知识。

(3)舒适的改变:与不规则阴道出血及癌组织累及或压迫神经有关。

(4)有感染的危险:与阴道出血过多、放疗等有关。

2. 护理措施

(1)心理护理:为患者提供舒适的休养环境,耐心解答患者及家属的疑虑,消除恐惧心理,增强患者战胜疾病的信心,积极配合治疗。

(2)饮食护理:鼓励患者进食高营养、易消化的食物,少食多餐。

(3)预防感染:保持外阴清洁干燥,用消毒液擦洗外阴每日 1~2 次。遵医嘱应用抗生素。

(4)按常规做好手术、放疗及化疗患者的护理。

3. 健康教育

(1)普及防癌知识:积极宣传定期防癌普查的重要性,一般每 1~2 年进行 1 次;密切随访或监测高危人群;积极诊治绝经过渡期月经紊乱及绝经后不规则阴道出血。

(2)随访:子宫内膜癌患者75% ~95%复发在术后 2~3 年,故术后应每 3 个月随访 1 次,持续 2~3 年,3 年后改为每 6 个月随访 1 次,持续 2 年,5 年后 1 年 1 次。

第四节　卵 巢 肿 瘤

案例分析

某女性患者,35 岁,体检时发现盆腔肿块,无明显腹痛。患者既往体健,13 岁月经初潮,5~6d/28~30d,经量中等。妇科检查:子宫大小正常,活动好,右侧附件区可扪及约 6cm×5cm×5cm 包块,活动,边界清,质地中等。

问题:

1. 该患者最可能的诊断是什么?

2. 为明确诊断,还需做哪项检查?

3. 如何治疗?

一、疾病概要

卵巢肿瘤为妇科常见肿瘤,可发生在任何年龄。分为良性和恶性两种,其中恶性卵巢肿瘤是女性生殖系统常见的三大恶性肿瘤之一,但因其不易发现及缺乏有效的诊断及治疗手段,故死亡率在妇科恶性肿瘤中居首位,严重威胁患者的健康及生命。

(一)分类

目前采用 2003 年世界卫生组织(WHO)制定的卵巢肿瘤组织学分类(表 4-4)。

表 4-4 卵巢肿瘤组织学分类

1. 上皮性肿瘤
    浆液性肿瘤(良性、交界性、恶性)
    黏液性肿瘤(良性、交界性、恶性)
    子宫内膜样肿瘤
    透明细胞肿瘤
    移行细胞肿瘤
    鳞状细胞肿瘤
2. 性索-间质肿瘤
    颗粒细胞-间质细胞肿瘤
        颗粒细胞瘤
        卵泡膜细胞瘤
        纤维瘤
    支持细胞-间质细胞肿瘤(睾丸母细胞瘤)
3. 生殖细胞肿瘤
    无性细胞瘤
    卵黄囊瘤
    胚胎性癌
    畸胎瘤
        成熟畸胎瘤(皮样囊肿)
        未成熟畸胎瘤
    非妊娠性绒毛膜癌
4. 转移性肿瘤

(二)病理

1. **上皮性肿瘤** 最常见的卵巢肿瘤,分 2 种类型。

(1)浆液性肿瘤:①浆液性囊腺瘤。在卵巢良性肿瘤中占 25%。单侧、大小不一、球形、表面光滑,囊内有淡黄色清亮液体。囊壁为单层柱状上皮。②交界性浆液性囊腺瘤。双侧、中等大小;细胞异型不明显,无间质浸润。③浆液性囊腺癌。在卵巢上皮性癌中占 75%。为体积较大的囊实性包块,双侧、多房。囊壁呈结节状或乳头状增生,质脆,细胞异型明显,有间质浸润。

(2)黏液性肿瘤:①黏液性囊腺瘤。卵巢良性肿瘤,占 20%。单侧、表面光滑,圆形或卵圆形,体积较大或巨大,内含胶冻状黏液。囊壁为单层柱状上皮。少数黏液性囊腺瘤可能自行破裂,引起腹膜性黏液瘤,腹腔和(或)盆腔内可见类似卵巢癌转移的胶冻样黏液团块。②交界性黏液性囊腺瘤。单侧、多房、表面光滑。细胞异型轻,无间质浸润。③黏液性囊腺癌。在卵巢上皮癌中占 20%。单侧较大的囊实性包块,囊液混浊或呈血性。细胞异型明显,有间质浸润。

2. **生殖细胞肿瘤** 占卵巢肿瘤的 20% ~ 40%,是一组来源于原始生殖细胞的肿瘤,其中成熟的畸胎瘤最多见。

成熟畸胎瘤:良性肿瘤,占畸胎瘤 95%,又称皮样囊肿。任何年龄均可发生,多见于 20 ~ 40 岁。单侧、单房、中等大小的圆形或卵圆形包块,表面光滑,囊内含有毛发、油脂,有时见牙齿、骨质。恶变率为 2% ~ 4%,以绝经后女性多见。

3. **性索-间质肿瘤** 具有内分泌功能,又称为卵巢功能性肿瘤。

(1)颗粒细胞瘤:能分泌雌激素,分 2 型。①成人型:低度恶性肿瘤。主要见于 45 ~ 55 岁女性,表现为月经紊乱或绝经后不规则阴道出血。②幼年型:极少见,恶性度高。主要见于青少年,患者可出现性早熟。

(2)卵泡膜细胞瘤:多为良性,常与颗粒细胞瘤并存,能分泌雌激素。

(3)纤维瘤:卵巢良性肿瘤,占 2% ~ 5%。多见于中年女性,伴有胸腔积液或腹水,称梅格斯综合征,肿瘤切除后,积液可自行消失。

4. **卵巢转移性癌** 机体任何部位的原发性癌转移至卵巢,如乳腺、胃、肠、泌尿道等。占 5% ~ 10%。库肯勃瘤是一种特殊的来自胃肠道的转移癌,双侧、实性、中等大小。镜下见印戒细胞。

(三)临床表现

1. 卵巢良性肿瘤 因肿瘤较小时多无症状,故常在体检时偶尔发现。肿瘤较大时,患者可感腹胀或于下腹部扪及包块。如压迫周围组织或器官,出现尿频、便秘等症状。妇科检查可于子宫一侧或两侧触及囊性、活动、表面光滑的圆形包块,边界清,活动好。

2. 卵巢恶性肿瘤 早期一般无症状,晚期可出现腹部包块、腹胀、腹水等症状。累及神经可引起腹痛、腰痛或下肢痛。部分患者出现贫血、消瘦等恶病质表现。妇科检查可触及实性或囊实性、表面凹凸不平的包块,多为双侧,活动差,边界不清,伴腹水;于子宫直肠陷凹处可触及结节或肿块,质硬;也可在腹股沟或锁骨上等部位触及肿大的淋巴结。

(四)并发症

1. 蒂扭转 最常见。易在妊娠期、产褥期或体位突然改变时发生。好发于中等大、活动良好、瘤蒂细长、重心不均的肿瘤,多见于成熟畸胎瘤。瘤蒂主要由输卵管、卵巢固有韧带、骨盆漏斗韧带组成(图4-6)。表现为突然发生的一侧下腹部的剧烈疼痛,伴恶心、呕吐;检查可扪及压痛明显的肿块,以蒂部最明显。一经确诊,应尽快手术。术时应注意在钳夹前禁止将蒂部复位,防止血栓脱落引起重要脏器的栓塞。

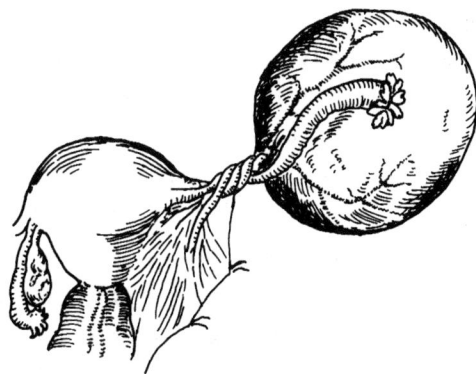

图 4-6 卵巢肿瘤蒂扭转

2. 破裂 约3%的卵巢肿瘤可能发生破裂。有自发性破裂和外伤性破裂2种。自发性破裂常因肿瘤恶变,癌组织穿透囊壁所致。外伤性破裂通常由分娩、性交、妇科检查、腹部受重击及穿刺引起。表现为不同程度的腹痛或伴有恶心、呕吐。症状轻重与破裂口的大小、瘤腔内液体性质和进入腹腔的量有关。检查可发现腹膜刺激征、腹水征,盆腔内原有的肿块缩小或消失。治疗原则为确诊后立即手术。术中注意取囊液行细胞学检查,吸净后彻底清洗盆腔和腹腔。切除物送病理。

3. 感染 少见。多出现在蒂扭转或破裂之后,也可能是邻近器官的感染病灶扩散所致。表现为发热、腹痛、腹膜刺激征及白细胞升高等。治疗原则是抗感染治疗后手术切除。

4. 恶变 短时间内肿瘤迅速增大、双侧,应考虑恶变可能,需尽早手术。

(重点提示)

生殖系统恶性肿瘤中卵巢恶性肿瘤死亡率最高。浆液性囊腺癌为最多见的卵巢恶性肿瘤。卵巢肿瘤的并发症包括蒂扭转、破裂、感染及恶变。最常见是蒂扭转,最容易发生蒂扭转的是成熟畸胎瘤。

(五)卵巢恶性肿瘤的转移途径

卵巢恶性肿瘤转移的主要途径有直接蔓延、腹腔种植。虽然有时外观见肿瘤局限于原发部位,但可能已发生腹腔脏器表面、大网膜、横膈、壁腹膜或腹膜后淋巴结等部位的广泛微转移,以上皮性癌最典型,也可通过淋巴转移累及横膈。晚期可通过血行转移至胸膜、肺及肝实质,较少见。

(六)卵巢恶性肿瘤的分期

目前采用国际妇产科联盟(FIGO)的手术病理分期(表4-5)。

表4-5 卵巢恶性肿瘤的手术病理分期

Ⅰ期	癌灶局限于卵巢
ⅠA	癌灶局限于一侧卵巢,包膜完整,表面无肿瘤;腹水中未见癌细胞
ⅠB	癌灶局限于双侧卵巢,包膜完整,表面无肿瘤;腹水中未见癌细胞
ⅠC	ⅠA和ⅠB并伴有以下任何一项:包膜破裂;卵巢表面有肿瘤;腹水或腹腔冲洗液内发现癌细胞
Ⅱ期	癌灶累及一侧或双侧卵巢,伴盆腔扩散
ⅡA	癌灶扩散和(或)转移至子宫和(或)输卵管
ⅡB	癌灶扩散至盆腔内其他器官
ⅡC	ⅡA或ⅡB,伴卵巢表面有肿瘤,或包膜破裂,或腹水或腹腔冲洗液内有癌细胞
Ⅲ期	癌灶累及一侧或双侧卵巢,伴有组织学检查证实的盆腔外腹膜种植和(或)出现局部淋巴结转移;肝表面转移;癌灶局限于真骨盆,但组织学检查证实癌细胞已扩散至小肠或大网膜
ⅢA	肉眼可见癌灶局限于真骨盆,无淋巴结转移,但组织学检查证实腹腔腹膜表面有镜下转移,或组织学检查证实癌细胞已扩散至小肠或大网膜
ⅢB	一侧或双侧卵巢肿瘤,组织学检查证实腹腔腹膜表面有转移,但直径≤2cm,无淋巴结转移
ⅢC	盆腔外腹膜转移灶直径>2cm和(或)出现局部淋巴结转移
Ⅳ期	癌灶累及一侧或双侧卵巢,伴远处转移。有胸腔积液且积液内有癌细胞;有肝实质转移

(七)诊断

卵巢肿瘤的临床表现无明显特异性,需通过相应的辅助检查协助诊断。

1. B超 了解肿瘤的部位、形状、大小、囊性或实性及囊内有无乳头。诊断符合率>90%,但直径<1cm的肿瘤不易测出。通过彩超扫描卵巢或其新生组织的血流变化,协助诊断。

2. MRI、CT MRI有利于病灶定位及确定病灶与相邻结构的关系;CT可帮助判断肿瘤的转移情况,为手术方案的制订提供依据。

3. 肿瘤标志物

(1)性激素:浆液性囊腺瘤、黏液性囊腺瘤或勃勒纳瘤有时可分泌一定量的雌激素;颗粒细胞瘤、卵泡膜细胞瘤可分泌高水平的雌激素。

(2)血清hCG:对非妊娠性绒毛膜癌有特异性。

(3)血清CA125:虽然有80%上皮性卵巢癌患者血清CA125升高,但病变早期并不升高,且90%以上患者CA125水平与病程进展关系密切,故临床多用于病情监测和疗效评估,而不单独用于早期诊断。

(4)血清AFP:主要用于卵黄囊瘤的特异性诊断。

(5)血清HE4:上皮性卵巢癌肿瘤标志物,与CA125联合用来判断卵巢肿瘤的良、恶性。

4. 腹腔镜检查 可直接观察盆腔、腹腔情况及肿块的部位、外观;直接在可疑部位多点活检及抽取腹水行细胞学检查。

5. 细胞学检查 抽取胸腔积液、腹水或腹腔冲洗液行细胞学检查,协助诊断。

(八) 鉴别诊断

1. 卵巢良性肿瘤与恶性肿瘤的鉴别　见表 4-6。

表 4-6　卵巢良性肿瘤与恶性肿瘤的鉴别

鉴别内容	良性肿瘤	恶性肿瘤
年龄	生育年龄的女性	幼女、青春期或绝经后的女性
病史	肿瘤逐渐增大,病程长	肿瘤迅速增大,病程短
体征	多为单侧、表面光滑、囊性活动、常无腹水	多为双侧、表面呈结节状、囊性或囊实性、固定,常有腹水、多为血性,可找到癌细胞
一般情况	良好	差,消瘦、恶病质
B 超	边缘清晰的液性暗区,可见间隔光带	边界不清的液性暗区,内有杂乱的光点、光团

2. 卵巢良性肿瘤的鉴别　与卵巢瘤样病变、子宫肌瘤、输卵管卵巢囊肿、腹水等疾病相鉴别。

3. 卵巢恶性肿瘤的鉴别　应与子宫内膜异位症、结核性腹膜炎、生殖道以外的肿瘤(腹膜后肿瘤、直肠癌等)等疾病相鉴别。

(九) 治疗

首选手术治疗。怀疑卵巢瘤样病变或卵巢囊肿直径<5cm 者,可随访观察。其他的卵巢肿瘤一经确诊,应尽早手术。卵巢良性肿瘤可经腹腔镜手术,而恶性肿瘤多采用经腹手术。术后应根据组织学类型、分期、手术的彻底性等决定是否行辅助治疗,化疗为主要的辅助治疗。根据患者的年龄、有无生育要求、肿瘤的性质、对侧卵巢情况、临床分期等确定手术范围。

1. 卵巢良性肿瘤　单侧卵巢肿瘤,且对侧卵巢正常的年轻患者可行肿瘤剔除术或患侧卵巢切除术;双侧肿瘤应行肿瘤剔除术;绝经后患者可行单侧附件切除术或子宫及双附件切除术。巨大卵巢囊肿为避免术中肿瘤破裂,引起腹腔种植,可先穿刺放液,待体积缩小后取出。穿刺前应注意保护周围组织,防止被囊液污染;放液速度要慢,以免腹压骤降引起休克。

2. 卵巢恶性肿瘤　应注意初次手术的彻底性与预后密切相关。Ⅰ期可行全子宫及双侧附件切除术;晚期行肿瘤细胞减灭术。

重点提示

卵巢恶性肿瘤最主要的转移途径是直接蔓延和腹腔种植。卵巢良性肿瘤与恶性肿瘤的鉴别。手术为首选的治疗方法。

二、护　　理

(一) 护理诊断

1. 焦虑　与发现肿瘤有关。

2. 预感性悲哀　与担心切除子宫、卵巢影响生理功能及肿瘤危及生命有关。

3. 疼痛　与肿瘤并发症有关。

4. 营养失调　与恶性肿瘤的慢性消耗及化疗的不良反应有关。

5. 知识缺乏　缺乏卵巢肿瘤的相关知识。

(二)护理措施

1. 心理护理　详细了解患者的疑虑及需求,耐心解答患者的提问。鼓励患者尽可能参与护理活动,提供舒适的治疗环境,增强治愈的信心。

2. 一般护理　鼓励患者进高维生素、高蛋白饮食。必要时遵医嘱静脉补充营养;对长期卧床的患者应注意做好生活护理。

3. 对症护理

(1)遵医嘱协助患者完成各种检查和治疗。

(2)做好手术前后、化疗及放疗的护理。

(3)需要放腹水者,应注意以下几方面:①一次放腹水不宜过多,一般为3000ml左右,以免腹压骤降引起休克。②每次放腹水速度不宜过快,并用腹带包扎腹部。③严密监测并记录患者的生命体征,腹水的性质及有无不良反应。如有异常及时报告医生。

(三)健康教育

1. 加强预防保健知识　积极进行卫生宣教,提高患者对卵巢肿瘤的认识,避免高胆固醇饮食。每1~2年进行一次健康体检及防癌普查。

2. 指导随访　直径<5cm的卵巢良性肿瘤或非赘生性卵巢肿瘤,每3~6个月随访1次。卵巢良性肿瘤术后1个月复查。卵巢恶性肿瘤治疗后每3个月随访1次,持续1年,第2年起每4~6个月1次,第5年后每年1次。

重点提示

卵巢肿瘤应进高维生素、高蛋白饮食,避免高胆固醇饮食。卵巢肿瘤伴有腹水,放腹水应注意每次量不宜过多,一般3000ml左右,速度不宜过快。

讨论与思考

1. 李某,女,44岁,经产妇,孕3产1。因接触性出血近1年,加重1个月入院。患者自述1年前无明显诱因性生活后出现阴道出血,色鲜红,量少,呈点滴状,可自行消失,无下腹痛。1个月前性生活后阴道出血量增加,约为平时月经量的一半,可自行消失。患者为求进一步诊治来院。既往体健,个人史及家族史无特殊。体检:体温36.7℃,脉搏82次/分,呼吸16次/分,血压110/75mmHg。一般状态良好,心肺(-),腹部平坦,质软,无压痛、反跳痛、肌紧张。妇科检查:阴道穹窿光滑,宫颈肥大,失去正常形态,后唇呈菜花样组织增生,质脆,触之易出血;子宫前位,正常大小,质硬,活动可;宫旁无增厚,双附件未触及异常。辅助检查:妇科彩超见子宫大小、形态正常,轮廓清晰,回声均匀;子宫颈大小为3.5cm×3.7cm×3.6cm,内回声不均匀;双附件区未见异常。宫颈活检病理报告:(宫颈)鳞状细胞癌。

(1)该病例的诊断是什么?属于哪种类型?

(2)诊断依据有哪些?最有价值的依据是什么?

(3)说出该病的治疗原则。

(4)目前患者存在哪些护理诊断?相关因素有哪些?

2. 张某,女,38 岁,已婚,孕 2 产 1。因月经期延长、经量增多 2 年,加重伴头晕 2 个月入院。患者自述既往月经规律,4~5d/28~30d。2 年前无明显诱因出现经量增多,暗红色伴血凝块,经期达 8~10d,月经周期无明显变化。近 2 个月来经量增多为原来的 2 倍,色鲜红伴血块,淋漓不尽,持续达 10~15d,伴头晕乏力,无明显腹痛。体格检查:体温 36.3℃,脉搏 78 次/分,呼吸 18 次/分,血压 110/70mmHg。神清,精神欠佳,面色苍白,心肺(-),腹软,无压痛、反跳痛,未触及包块。妇科检查:外阴、阴道未见异常;宫颈光滑,稍肥大,无赘生物;子宫后位,如孕 8 周大小,质硬,无压痛,活动好;双附件区未见异常。

(1)此患者可能患何种疾病?诊断依据是什么?

(2)还需采取哪些辅助检查?如何治疗?

(3)该患者存在哪些护理诊断?与哪些因素相关?

(4)如何对该患者实施健康教育?

3. 某患者,女,28 岁,已婚未育。查体发现盆腔包块 1 年。患者既往月经规律,5~6d/28~30d,量中等,无痛经。1 年前因月经中期阴道少量出血查体,B 超发现右侧附件囊肿 6.8cm×4.8cm,子宫未见异常。定期复查未治疗,此次来院复查时,B 超提示:子宫 6.5cm×5.0cm×2.6cm,内膜厚约 0.4cm,右附件区可探及 7.8cm×6.8cm×6.7cm 混合性回声,内可见部分无回声,呈网格分布;另可见部分无回声区内可探及中高回声,彩超未见明显血流,左侧卵巢 3.8cm×2.6cm。患者既往体健,起病以来无明显异常。

(1)该患者应怀疑为卵巢肿瘤的哪种类型?依据是什么?

(2)该类型的卵巢肿瘤最易发生哪种并发症?应如何处理?

(3)该患者存在的护理诊断及相关因素有哪些?如何护理?

4. CIN 相关因素及病理分级是什么?

5. 简述子宫内膜癌发生的相关因素。

6. 如何区别卵巢良、恶性肿瘤?

(王月秋)

第5章

妊娠滋养细胞疾病患者的护理

学习要点

1. 葡萄胎的概念、病理特点及临床表现。
2. 葡萄胎的诊断、治疗、随访及护理。
3. 妊娠滋养细胞肿瘤的病理。
4. 妊娠滋养细胞肿瘤的临床表现、诊断及治疗。
5. 化疗患者的护理。

　　妊娠滋养细胞疾病是一组来源于胎盘滋养细胞的疾病。包括葡萄胎、侵蚀性葡萄胎、绒毛膜癌(简称绒癌)、胎盘部位滋养细胞肿瘤。葡萄胎为良性疾病,部分可发展成妊娠滋养细胞肿瘤;侵蚀性葡萄胎与绒癌因其临床表现、诊断方法及治疗原则基本相同,故将两者统称为滋养细胞肿瘤,而胎盘部位滋养细胞肿瘤的发病过程、临床表现及治疗则明显不同,故单列一类。

第一节　葡　萄　胎

　　案例分析

　　某女性患者,29岁,已婚未育。因停经近3个月,阴道少量出血1周来诊。患者平时月经规律,4~5d/30~32d,量中等。妇科检查:子宫如妊娠4个月大,软,双附件区均可触及约5cm×5cm×3cm的囊性包块。

　　问题:

　　1. 本例最可能的诊断是什么?有哪些诊断依据?

　　2. 还需做哪些检查?如何处理?

一、疾 病 概 要

葡萄胎是一种良性的妊娠滋养细胞疾病。因妊娠后胎盘绒毛滋养细胞增生、绒毛水肿,而形成大小不一的半透明水泡,其间借蒂相连,状似葡萄,又称水泡状胎块。

(一) 病因

葡萄胎的确切病因尚不清楚,可能与下列因素有关:①地域差异。居住在不同地区的同一种族,其发生率不相同。②年龄。35 岁以上女性葡萄胎的发生率是年轻女性的 2 倍;40 岁以上的为 7.5 倍;而 50 岁以上的女性妊娠时有 1/3 可能患葡萄胎,如年龄不足 20 岁妊娠,葡萄胎的发生率也明显升高。③营养状况和社会经济因素。如饮食中缺乏维生素 A 或动物脂肪,葡萄胎的发生率也会升高。④以往曾患过葡萄胎或流产、不孕。⑤染色体异常。

(二) 病理

葡萄胎分 2 种类型。

1. 完全性葡萄胎　整个宫腔内充满大小不一的水泡状物,无胎儿及其附属物。镜下可见:①滋养细胞增生;②绒毛水肿;③间质内血管消失。

2. 部分性葡萄胎　宫腔内仅有部分水泡状物,有胚胎或胎儿组织。镜下可见局限性滋养细胞增生,绒毛不同程度水肿,大小不一。

(三) 临床表现

1. 症状

(1)停经后不规则阴道出血:是最常见的症状。约 80% 患者在停经 8~12 周出现不规则阴道出血,量时多时少,可反复发生。有时可见水泡状物。如累及大血管发生破裂,可导致大出血、失血性休克,甚至死亡。长期反复发生的阴道出血如治疗不及时,可导致贫血或继发感染。

(2)妊娠呕吐:大多见于子宫异常增大和人绒毛膜促性腺激素(hCG)异常升高的患者。出现时间早、症状重、持续时间长。严重患者如纠正不及时,可导致水、电解质紊乱。

(3)子痫前期征象:主要发生在子宫增大者。较正常妊娠出现的早,在妊娠 24 周前患者可能就出现高血压、蛋白尿、水肿等症状,极少出现子痫。

(4)甲状腺功能亢进:葡萄胎患者中约有 7% 可能出现轻度的甲状腺功能亢进的征象,如震颤、心动过速等,但突眼很少出现。

(5)腹痛:由于子宫过度快速扩张,患者在阴道出血前可出现阵发性下腹痛,疼痛不重,可以忍受。如卵巢黄素化囊肿发生扭转或破裂,可导致急性腹痛。

2. 体征

(1)子宫异常增大:由于滋养细胞增生、绒毛水肿和宫腔积血,使半数以上的葡萄胎患者出现子宫明显大于停经月份,质软,无胎体感,伴 hCG 水平异常升高。少数患者因水泡退行性变,子宫与停经月份相符或略小。

(2)卵巢黄素化囊肿(图 5-1):由于胎盘滋养细胞过度增生,产生大量的 hCG,刺激卵巢卵泡内膜细胞发生黄素化,形成大小不等的囊肿,多为双侧。一般在葡萄胎清宫治疗后 2~4 个月自行消失。

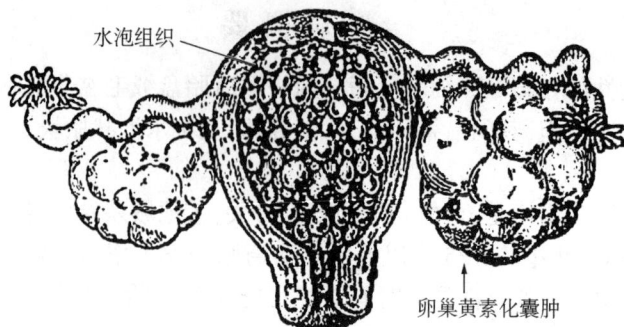

图 5-1　葡萄胎和卵巢黄素化囊肿

重点提示

　　营养状况与社会经济因素、年龄在 35 岁以上或在 20 岁以下及有流产与不孕史均为葡萄胎的高危因素。葡萄胎的病理特点是滋养细胞过度增生、绒毛水肿及绒毛内血管消失。葡萄胎的临床表现为：停经后不规则阴道出血、子宫异常增大、妊娠呕吐及子痫前期症状出现的早、症状重、持续时间长。

（四）诊断与鉴别诊断

1. 诊断　依据病史及临床表现基本可诊断为葡萄胎，也可借助以下辅助检查进一步确诊。

（1）hCG 测定：由于胎盘滋养细胞过度增生产生大量 hCG，致使血清中 hCG 浓度明显高于正常孕周水平，且持续上升。约有近半数的葡萄胎患者血清 hCG>100 000 U/L，甚至高达 2 400 000 U/L。而临床通常 hCG>80 000 U/L 即可诊断为葡萄胎。

（2）B 超：显示子宫大于孕周，宫腔内回声呈"落雪状"或"蜂窝状"，未见妊娠囊或胎心搏动，一侧或双侧卵巢可探及卵巢黄素化囊肿，是一项可靠、敏感的最常用的辅助检查方法。

（3）其他：如 DNA 二倍体分析、X 线胸片等。

2. 鉴别诊断　注意与流产、羊水过多、双胎妊娠等疾病相鉴别。

（五）治疗

葡萄胎的治疗原则是一经确诊，立即刮宫。

1. 刮宫　刮宫前应对患者进行全面检查，有异常者应先对症处理，稳定病情。手术应在输液、备血的准备下进行，一般选用吸刮术，为防止手术时发生子宫穿孔，先用大号吸管吸引，待宫腔内大部分组织吸出，子宫明显缩小后，用刮匙轻轻刮取。子宫小于 12 周妊娠可一次吸刮干净，子宫大于 12 周妊娠或术中感觉一次刮干净困难的，可 1 周后行二次刮宫。刮出物必须做病理检查。手术过程中为减少出血和预防子宫穿孔，常于宫颈管充分扩张和开始吸宫后应用缩宫素。术后给予抗生素预防感染。

2. 预防性化疗　适用于有高危因素和随访困难的患者。可选用氟尿嘧啶、甲氨蝶呤、放线菌素 D 等药物，多单一用药。

3. 子宫切除　适用于接近绝经、无生育要求的患者。即使子宫切除，仍有可能发生子宫外转移，故术后需要定期随访。

4. 卵巢黄素化囊肿的治疗　一般不需治疗。如发生急性蒂扭转，可在 B 超或腹腔镜下穿刺抽吸，扭转时间长出现坏死，可行患侧附件切除术。

> **重点提示**
>
> 诊断葡萄胎最常用的方法是 B 超。葡萄胎的治疗原则是一经确诊，立即刮宫。

二、护　　理

(一)护理诊断

1. 有感染的危险　与反复阴道出血、化疗引起机体抵抗力下降及手术有关。

2. 知识缺乏　缺乏葡萄胎的相关知识。

3. 焦虑　与担心手术及预后有关。

4. 潜在并发症:失血性休克　与不规则反复的阴道出血有关。

(二)护理措施

1. 心理护理　积极与患者沟通，了解其对疾病的心理承受能力。耐心解释葡萄胎的相关知识及治疗方法，纠正错误认识，消除患者的思想顾虑，增强治病信心，积极配合治疗及随访。

2. 密切观察病情　严密监测并记录患者的生命体征；观察腹痛情况及阴道出血的量、性质，有无水泡状物，保留会阴垫。如有异常及时通知医师。

3. 刮宫术的护理

(1)术前准备:备好手术与急救所需的物品及药物，配血备用，建立静脉通道。

(2)术中护理:密切监测生命体征及病情变化，遵医嘱应用缩宫素。

(3)术后护理:注意阴道出血及宫缩情况；将刮出物及时送病理；保持外阴清洁，术后 1 个月内禁止性生活；遵医嘱应用抗生素。

(三)健康教育

1. 指导随访　葡萄胎的恶变率为 10% ~ 25% ，为能及早发现滋养细胞肿瘤，并及时治疗，定期随访不容忽视。通常按以下方案进行:①定期测定 hCG。葡萄胎刮宫术后 1 周测定 1 次 hCG，连续 3 次均正常，改为 1 个月 1 次，持续 6 个月，再改为 2 个月 1 次共 6 个月，整个随访时间自第一次正常后共计 1 年。②通过询问病史，了解患者有无不规则阴道出血、咳嗽、咯血等症状。③通过妇科检查了解阴道有无转移结节、子宫的大小及黄素化囊肿的生长和消退情况。④必要时可行 X 线胸片、CT、B 超等检查了解转移情况。

2. 指导避孕　葡萄胎患者随访期间严格避孕 1 年，避孕方法首选避孕套。不宜选用避孕药和宫内节育器，以免混淆子宫出血的原因。

重点提示

葡萄胎随访的时间是1年,随访内容包括:定期测定hCG;了解阴道出血情况,有无咳嗽、咯血及其他转移症状;子宫的大小及黄素化囊肿的情况。

第二节　妊娠滋养细胞肿瘤

案例分析

某患者,女,35岁,葡萄胎刮宫术后6个多月,不规则阴道出血1个多月。妇科检查子宫如妊娠50d大小,质软,双附件区未见异常。尿妊娠试验阳性,X线胸片可见两肺中下野散在棉花团状阴影。

问题:

1. 本病最可能的诊断是什么? 有哪些诊断依据?

2. 如何治疗及护理?

一、疾病概要

妊娠滋养细胞肿瘤中有60%来自于葡萄胎妊娠后,30%来自于流产,10%来自于足月产或异位妊娠。侵蚀性葡萄胎全部来自于葡萄胎,多发生在刮宫半年内,而绒毛膜癌50%来自于葡萄胎刮宫1年以上,余者可来自于流产、足月产或异位妊娠。

侵蚀性葡萄胎恶性程度不高,预后较好,多为局部侵犯,仅有4%发生远处转移。而绒毛膜癌虽然其恶性程度极高,转移早且广泛,死亡率高达90%以上,但随着诊断技术的发展及化疗水平的不断提高,其预后也得到了极大改善。

(一)病理

1. **侵蚀性葡萄胎**　因葡萄胎组织侵入子宫肌层或转移至子宫以外,故子宫肌壁内有大小不等的水泡状物,或于子宫表面有紫蓝色结节,也可穿破浆膜层或侵入阔韧带。原发病灶可在宫腔内,也可不在。镜下可见侵入子宫肌层的水泡状组织,滋养细胞增生且有完整的绒毛结构。

2. **绒毛膜癌**　癌灶可累及子宫肌壁或浆膜层,形成大小不等的单个或多个海绵样,质软而脆的转移灶,与周围组织分界清,伴出血坏死。镜检可见滋养细胞高度增生,有明显异型性,癌组织累及肌层导致组织出血坏死,无绒毛结构。

重点提示

　　侵蚀性葡萄胎多来自于葡萄胎刮宫后半年内;绒毛膜癌50%来自于葡萄胎刮宫1年以上,余者来自于流产、足月产及异位妊娠后。病理特点:侵蚀性葡萄胎有绒毛结构,绒毛膜癌无绒毛结构。

(二)临床表现

1. 无转移妊娠滋养细胞肿瘤　多见于侵蚀性葡萄胎或来自于葡萄胎之后的绒毛膜癌。

(1)不规则阴道出血:常在清空葡萄胎后、流产、足月产或异位妊娠后出现,量时多时少,也可在恢复正常月经一段时间后又发生停经及阴道出血。长期的不规则阴道出血可引起贫血。

(2)腹痛:多无腹痛,仅出现于癌组织穿破浆膜层,引起急性腹膜炎及腹腔内出血时,或在卵巢黄素化囊肿发生扭转或破裂时。

(3)假孕症状:由于滋养细胞增生产生的hCG及雌激素、孕激素的作用,出现乳房增大、乳头及乳晕出现色素沉着、阴道及宫颈着色及恶心、呕吐等症状。

(4)子宫复旧不良或不均匀增大:清空葡萄胎后4~6周子宫未恢复至正常,病灶的大小和侵犯子宫肌壁的部位不同致子宫增大不均匀。

(5)卵巢黄素化囊肿持续存在:因hCG的持续作用所致。

2. 转移性妊娠滋养细胞肿瘤　多见于绒毛膜癌,尤其是来自于流产、足月产、异位妊娠的绒毛膜癌。转移早,范围广,转移途径主要为血行转移。肺是最常见的转移部位,占80%,其次是阴道,占30%,盆腔占20%,肝和脑各占10%。因滋养细胞增生时破坏血管,故各转移病灶的表现均为局部组织出血。其原发病灶和转移病灶的症状可以同时出现,也可以仅出现转移病灶的症状。

(1)肺转移:主要表现为胸痛、咳嗽、咯血、呼吸困难等。常急性发作,也可慢性持续数月。

(2)阴道转移:阴道前壁或穹窿出现紫蓝色结节,一旦破溃可导致严重出血。

(3)肝转移:表现为上腹部或肝区疼痛,预后不良。肝包膜若被病灶穿破可引起腹腔内出血,严重可导致死亡。

(4)脑转移:常伴有肺转移和(或)阴道转移,预后凶险,是导致死亡的主要原因。分3个时期。①瘤栓期:出现暂时性失明、失语、猝然跌倒等一过性脑缺血症状。②脑瘤期:病灶侵入脑组织,形成脑瘤。表现为头痛、恶心、喷射状呕吐、偏瘫,甚至抽搐昏迷。③脑疝期:肿瘤增大及脑组织水肿使颅内压升高,形成脑疝,压迫生命中枢,导致死亡。

(三)诊断

根据病史、临床表现,结合相应的辅助检查可以确定诊断。

1. 测定血清hCG　是诊断妊娠滋养细胞肿瘤的主要依据。凡排除妊娠,符合下列条件之一者即可确诊:①葡萄胎刮宫后测定hCG,4次呈高水平平台状态(±10%),持续3周或更长时间(即1、7、14、21日)。②葡萄胎刮宫后测定hCG,3次上升(>10%),持续2周或更长时间(即1、7、14日)。③足月产、流产、异位妊娠后超过4周hCG水平持续较高或一度下降后又升高者。

2. 超声检查　是诊断子宫原发病灶最常用的方法。子宫大小正常或不同程度增大,肌壁回声不均,边界清或不清,且均无包膜。彩色多普勒超声可发现丰富的血流信号及低阻力型血流频谱。

3. X 线胸片 初期为肺纹理增粗,之后发展为片状或小结节状阴影,棉球样或团块状阴影为其最典型的表现。

4. CT 或 MRI CT 主要用于小病灶和肝、脑等部位病灶的诊断;MRI 用于盆腔、腹腔和脑部病灶的诊断。

5. 组织学检查 见到绒毛结构为侵蚀性葡萄胎,仅见片状浸润的滋养细胞和组织坏死出血,无绒毛结构诊断为绒毛膜癌。如原发病灶与转移病灶诊断不一致,只要绒毛结构出现在任一组织切片,均可诊断为侵蚀性葡萄胎。

(四)治疗

治疗原则是化疗为主,手术和放疗为辅。

1. 化疗

(1)常用药物有:氟尿嘧啶(5-FU)、甲氨蝶呤(MTX)、环磷酰胺(CTX)、放线菌素 D(Act-D)、长春新碱(VCR)、依托泊苷(VP-16)、四亚叶酸钙(CF)等。

(2)方法:单一药物化疗,用于低危患者。①MTX:0.4mg/(kg·d)连续 5d 肌内注射,间隔 2 周。②5-FU:28~30mg/(kg·d)连续 8~10d 静脉滴注,间隔 2 周。③Act-D:10~12μg/(kg·d)连续 5d 静脉滴注,间隔 2 周。

联合化疗,用于高危患者。常用二联或三联等方案。

(3)疗效评价:每一疗程结束后,每周测定一次血清 hCG,结合辅助检查进行评价。疗程结束后的 18d 内,血清 hCG 降低至少 1 个对数方为有效。

(4)停药指征:每周测定血清 hCG,连续 3 次均为阴性,若为低危患者再巩固 1 个疗程;而对于病变范围广泛和化疗过程中血清 hCG 降低缓慢者,再治疗 2~3 个疗程;对于高危患者需要 3 个疗程(第 1 个疗程必须联合化疗)。

2. 手术治疗 作为化疗基础的辅助治疗,主要用于大出血、病灶大、耐药或穿孔的患者。无生育要求者行全子宫切除术;有生育要求者可保留一侧或双侧卵巢;有生育要求,病灶小,血清 hCG 水平不高者,可行病灶切除术。血清 hCG 水平不高,多次化疗后肺部孤立的耐药病灶未能吸收者,可行肺叶切除术。

3. 放疗 用于肝转移、脑转移及肺部耐药病灶的治疗。目前应用较少。

重点提示

妊娠滋养细胞肿瘤的转移途径主要是血行转移。转移部位最常见的是肺,其次是阴道。脑转移为主要的死亡原因。治疗原则以化疗为主。

二、护 理

(一)护理诊断

1. 恐惧 与担心肿瘤预后有关。

2. 情境性自尊低下 与长期住院及化疗有关。

3. 有感染的危险 与不规则阴道出血、化疗所致机体抵抗力低下有关。

4. 潜在并发症　肺转移、肝转移、脑转移。

(二)护理措施

1. 心理护理　耐心向患者解释疾病和化疗的相关知识。安慰、鼓励患者,积极与患者及家属沟通,了解其思想顾虑,缓解压力。提供舒适的环境,减少陌生感。帮助患者树立战胜疾病的信心,促进其尽快康复。

2. 严密观察病情　注意患者生命体征的变化,密切观察腹痛及阴道出血情况(量、持续时间等)。发现异常及时通知医师并配合治疗。

3. 对症护理

(1)阴道转移的护理:①嘱患者尽量卧床休息,禁止不必要的妇科检查,禁止阴道冲洗。②做好输液、输血及急救的准备工作。③严密观察生命体征及阴道出血情况。④密切观察阴道转移结节有无破溃。一旦破溃,立即通知并协助医师给予抢救,阴道内填塞纱布压迫止血,注意纱布应于 24~48h 取出。如出血未止,可更换无菌纱布重新填塞。记录纱布取出或重新填塞的时间及纱布数量。⑤遵医嘱输液、输血及应用抗生素。

(2)肺转移的护理:①嘱患者卧床休息,呼吸困难者取半卧位并吸氧。②遵医嘱用药。尤其化疗药物可直接作用于转移灶,浓度高、效果好。③肺转移导致咯血时,立即让患者取头低患侧卧位,保持呼吸道通畅,轻拍背部,促进积血排出,以防发生窒息、休克。及时通知并配合医师进行抢救。

(3)脑转移的护理:①嘱患者卧床休息,身边随时有人陪同,防止意外受伤。②严密观察病情。观察生命体征及有无电解质紊乱,记录出入液量,注意有无颅内压增高的症状,发现异常及时通知医师,并协助抢救。③采取相应的保护措施,防止患者出现跌倒、咬伤、压疮、吸入性肺炎及角膜炎等。④遵医嘱吸氧及应用止血药、脱水药及化疗药。需静脉补液者为防止颅内压升高,应严格控制补液的量和速度。

(三)健康教育

1. 健康指导　嘱患者注意休息,避免劳累。鼓励患者进食高蛋白、高维生素、易消化的饮食。保持外阴清洁。

2. 指导随访　出院后 3 个月行第 1 次随访,3 年内每 6 个月 1 次,后改为 1 年 1 次至 5 年,以后每 2 年随访 1 次。随访内容同葡萄胎。随访期间应注意严格避孕,避孕方法可选用避孕套,停止化疗 1 年后方可妊娠。

第三节　化疗患者的护理

一、概　　述

化学药物治疗(简称化疗)是目前用来治疗恶性肿瘤的主要方法之一,并已取得了肯定的功效。尤其是妊娠滋养细胞肿瘤对化疗的敏感度更高,随着化疗药物学和方法学的快速进展,绒毛膜癌患者的死亡率已大幅度下降,预后得到明显改善。

(一)常用化疗药物

我国目前常用化疗药物有:甲氨蝶呤(MTX)、氟尿嘧啶(5-FU)、环磷酰胺(CTX)、放线菌素 D(Act-D)、长春新碱(VCR)、依托泊苷(VP-16)、四亚叶酸钙(CF)等。

(二)化疗药物常见的不良反应

1. 抑制骨髓造血功能　对红细胞影响较少,主要引起外周血白细胞和血小板的减少。表现为皮下淤血、牙龈出血、阴道出血等。多在停药后14d自然恢复,有一定规律性。

2. 消化道反应　多在用药后2~3d出现恶心、呕吐,第5~6天最严重,停药后逐渐好转,对继续治疗影响不大。呕吐严重者可引起低钾、低钠等症状。另外,还可出现腹泻、便秘、消化道溃疡,以口腔溃疡最明显,多在用药后7~8d出现,停药后自然消失。

3. 药物中毒性肝炎　化疗期间可能出现血转氨酶升高,偶尔也出现黄疸,停药一段时间后可恢复,但恢复之前应停止继续化疗。

4. 泌尿系统损伤　不同的化疗药物可能引起泌尿系统不同的损伤,如环磷酰胺可能损伤膀胱,出现尿频、尿急、血尿;甲氨蝶呤可能损伤肾,故肾功能正常者方可应用。

5. 脱发和皮疹　脱发常在应用放线菌素D后出现,停药后可生长。皮疹多在应用氨甲蝶呤后出现,重者可出现剥脱性皮炎。

重点提示

化疗药物常见的不良反应包括:抑制骨髓造血功能、消化道反应、药物中毒性肝炎及泌尿系统损伤、脱发和皮疹。

二、护　理

(一)护理诊断

1. 营养失调:低于机体需要量　与化疗导致的消化道反应有关。
2. 有感染的危险　与化疗所致的白细胞减少有关。
3. 体液不足　与化疗引起的呕吐、腹泻有关。
4. 自我形象紊乱　与化疗所致的脱发、皮疹有关。

(二)护理措施

1. 心理护理　积极与患者沟通,了解患者的思想顾虑及疑问,及时给予解答。鼓励其树立战胜疾病的信心,克服化疗引起的各种不适。帮助患者顺利渡过由于脱发等形象问题带来的心理危险期。

2. 用药护理

(1)测体重:化疗前和化疗期间,应准确测量体重,用以正确计算和调整药物剂量。

(2)严格"三查七对",遵医嘱正确溶解和稀释药物,一般要求常温下药物保存不超过1h,故要现配现用。放线菌素D、顺铂类药物应避光保存。联合用药应依据药物性质列出前后顺序。

(3)合理使用和保护静脉:①穿刺静脉时应有计划地从远端开始,用药前先注入生理盐水,穿刺成功后再注入化疗药物,化疗结束前再注入生理盐水,减少拔针后的药液残留,保护静脉。②输液过程中如果发现药液外渗应停止滴注并重新穿刺。遇到刺激性强的药物外渗,如放线菌素D、长春新碱等,应立即局部冷敷,同时用普鲁卡因或生理盐水局部封闭,之后外敷金黄散,减轻肿胀、疼痛,防止局部组织坏死。③遵医嘱调整滴速,减少对静脉的刺激。④腹腔内化疗者为保证疗效,应经常协助患者变换卧位。

3. 药物不良反应的护理

(1)造血功能抑制的护理:定期测定白细胞和血小板。白细胞<$3.0×10^9$/L 时应联系医师考虑停药,并采取措施防止感染,严格无菌操作。白细胞<$1.0×10^9$/L,需进行保护性隔离,谢绝探视,净化空气,禁止带菌者入室,遵医嘱应用抗生素、输新鲜血液或白细胞。

(2)消化道反应的护理:①恶心、呕吐的护理。合理安排用药时间;提供可口的清淡饮食,少食多餐;营造良好的进餐环境,分散注意力;遵医嘱应用镇吐药。呕吐严重者应静脉补液,防止发生电解质紊乱。②口腔护理。保持口腔清洁,用清水漱口或软毛刷刷牙;提供温凉的软食或流食;疼痛严重者,于餐前 15min 给予丁卡因涂擦溃疡面,餐后漱口,应用甲紫、冰硼散或锡类散涂抹溃疡面。

讨论与思考

1. 李女士,29 岁,已婚,孕 1 产 0。停经 3 个月,阴道不规则出血 1 周,担心发生流产来诊。查体发现子宫底平脐,软,未触及胎体,听诊未闻及胎心音。妇科检查双附件区分别触及鸡蛋大的囊性包块。妊娠试验(+),血清 hCG 明显升高。

(1)考虑什么诊断? 需要进一步做什么检查?

(2)护理诊断有哪些? 需采取哪些护理措施?

2. 某女患者,38 岁,孕 2 产 1。因不规则阴道出血 2 个月,近期出现不明原因的咳嗽来诊。患者自述既往体健,月经规律,量中等,无痛经。5 个月前曾药物流产,后月经恢复正常。2 个月以来,出现不规则阴道出血,时多时少,偶伴下腹痛,近期不明原因出现间断性咳嗽,无鼻塞、流涕,无胸闷。查体:体温 36.4℃,脉搏 85 次/分,呼吸 18 次/分,血压 110/70mmHg,心肺未见异常。妇科检查:阴道前壁近宫颈外口处可见约 1.0cm×0.5cm 的紫蓝色结节,质硬,宫颈轻度糜烂,子宫如孕 50d 大小,无压痛,质中,活动可。X 线胸片见双肺下部散在的棉絮状阴影。

(1)该患者是妊娠滋养细胞肿瘤中的哪一种? 如何鉴别?

(2)有哪些转移灶表现? 治疗原则是什么?

(3)可能的护理诊断有哪些? 如何护理?

3. 如何鉴别葡萄胎、侵蚀性葡萄胎、绒毛膜癌?

4. 简述葡萄胎随访的时间及内容。

5. 妊娠滋养细胞肿瘤转移灶如何护理?

(王月秋)

第 6 章

生殖内分泌疾病患者的护理

学习要点

1. 功能失调性子宫出血的概念及分类。
2. 功能失调性子宫出血的治疗原则及护理措施。
3. 闭经的概念。
4. 多囊卵巢综合征的主要内分泌特征。
5. 痛经及绝经综合征的护理措施。

第一节 功能失调性子宫出血

案例分析

李女士,47 岁,孕 3 产 2,绝育 20 年。因月经紊乱 1 年、不规则阴道出血 20d 入院。患者既往月经规律,近 1 年来无明显诱因地出现月经紊乱:周期长短不一、经量增多、经期延长。此次停经 2 个月,20d 前出现阴道不规则出血,量时多时少,淋漓不净至今,无腹痛。妇科检查:子宫大小正常,附件未见异常。辅助检查:盆腔 B 超示盆腔未见异常;血常规:Hb 65g/L,WBC 7.9×10⁹/L,PLT 170×10⁹/L。

问题:

1. 该患者的诊断是什么?
2. 应如何处理及护理?

一、疾 病 概 要

功能失调性子宫出血简称功血,是由于调节生殖的神经内分泌机制失常引起的异常子宫出血,而全身及内外生殖器官无器质性病变。功能失调性子宫出血可分为无排卵性出血和排卵性出血两类,其中无排卵性功能失调性子宫出血约占 85%。功能失调性子宫出血可发生于月经初潮至绝经期的任何年龄,50% 发生于绝经前期,30% 发生于育龄期,20% 发生于青春期。

（一）病因及发病机制

1. 无排卵性功能失调性子宫出血　好发于青春期和围绝经期，但也可发生于生育期。

（1）青春期：在青春期，下丘脑-垂体-卵巢轴激素间的反馈调节尚未成熟，大脑中枢对雌激素的正反馈存在缺陷，FSH 呈持续性低水平，无促排卵性 LH 高峰形成，导致卵巢不能排卵。另外，在青春期，当机体受到内部和外界诸多因素如过度劳累、精神紧张、情绪变化、营养不良、代谢紊乱、环境及气候骤变等影响时，就可能引起功能失调性子宫出血。

（2）围绝经期：妇女在此期内卵巢功能不断衰退，卵巢对垂体促性腺激素的反应低下，卵泡发育受阻而不能排卵。

（3）生育期：可因内、外环境中某种刺激，如劳累、应激、流产、手术或疾病等引起短暂阶段的无排卵，也可因多囊卵巢综合征、肥胖、高催乳素血症等长期存在的因素引起持续无排卵。

以上各种原因引起的无排卵均可导致子宫内膜受单一雌激素的刺激，无黄体酮对抗而发生雌激素突破性出血。

2. 排卵性功能失调性子宫出血　多发生于生育期妇女，虽然有排卵功能，但黄体功能异常，常见有两种类型。

（1）黄体功能不足：月经周期中虽然有卵泡发育及排卵，但由于神经内分泌调节功能紊乱或卵巢本身发育不全，黄体期孕激素分泌不足或黄体过早衰退，导致子宫内膜分泌反应不良和黄体期缩短。此外，生理性因素如初潮、分娩后、绝经过渡期、内分泌疾病、代谢异常等，也可出现黄体功能不足。

（2）子宫内膜不规则脱落：在月经周期中，患者有排卵，黄体发育良好，但由于下丘脑-垂体-卵巢轴调节功能紊乱或溶黄体机制失常，引起黄体萎缩不全，内膜持续受孕激素影响，以致不能如期完整脱落。

功能失调性子宫出血可分为无排卵性和排卵性两类，其中无排卵性功能失调性子宫出血多见，好发于青春期和围绝经期。

（二）子宫内膜的病理变化

1. 无排卵性功能失调性子宫出血　患者子宫内膜受雌激素持续作用而无孕激素拮抗，可发生不同程度的增生性改变，少数呈萎缩性改变。

（1）子宫内膜增生症：根据国际妇科病理协会（ISGP，1998）分类标准分成三类。

单纯型增生：腺体增生有轻至中度的结构异常。子宫内膜局部或全部增厚，有时呈息肉样增生。镜下特点是腺体数目增多，腺腔囊性扩大，大小不一，呈瑞士干酪样外观，又称瑞士干酪样增生。

复杂型增生：腺体增生明显、拥挤且结构复杂，出现腺体与腺体相邻呈背靠背现象。由于腺上皮增生，可向腺腔内呈乳头状或向间质出芽样生长。腺上皮细胞呈柱状，可见复层排列，但无细胞不典型增生。由于腺体增生明显，使间质减少。

不典型增生：腺体增生并有细胞不典型增生。表现为腺上皮细胞增生，层次增多，排列紊乱，细胞核大深染有异型性。约 1/3 可发展为子宫内膜腺癌，不典型增生不属于功能失调性子宫出血范畴。

（2）增生期子宫内膜：子宫内膜所见与正常月经周期中的增生期内膜无区别，只是在月经周期后半期甚至月经期仍表现为增生期形态。

（3）萎缩型子宫内膜：子宫内膜萎缩菲薄，腺体少而小，腺管狭而直，间质少而致密，胶原纤维相对增多。

2. 排卵性功能失调性子宫出血

(1)黄体功能不足:子宫内膜形态一般表现为分泌期内膜腺体分泌不良,间质水肿不明显或腺体与间质发育不同步。

(2)子宫内膜不规则脱落:正常月经第3~4天时,分泌期内膜已全部脱落。黄体萎缩不全时,月经期第5~6天仍能见到呈分泌反应的子宫内膜。常表现为混合型子宫内膜,即残留的分泌期内膜及新增生的内膜并存。

重点提示

功能失调性子宫出血简称功血,是由于调节生殖的神经内分泌机制失常引起的异常子宫出血,而全身及内外生殖器官无器质性病变。分两类:无排卵性功能失调性子宫出血,好发于青春期和围绝经期;排卵性功能失调性子宫出血,发生于育龄期。

(三)临床表现

1. 症状

(1)无排卵性功能失调性子宫出血:可有各种不同的临床表现。临床上最常见的症状是子宫不规则出血,表现为月经周期紊乱,经期长短不一,经量不定或增多,甚至大量出血。有时先有数周或数月停经,继之发生大量出血;有时表现为不规则阴道出血,量少淋漓不净;有时表现为月经频发,周期缩短。出血期间一般无腹痛或其他不适,出血量多或时间长时常继发贫血,大量出血可导致休克。

(2)排卵性功能失调性子宫出血:①黄体功能不足。一般表现为月经周期缩短。有时月经周期虽在正常范围内,但卵泡期延长,黄体期缩短,以致患者不易受孕或在孕早期流产。②子宫内膜不规则脱落。表现为月经周期正常,但经期延长,长达9~10d,且出血量多。

2. 体征　出血时间长者常呈贫血貌。妇科检查子宫大小在正常范围,出血时子宫较软。

(四)诊断

鉴于功能失调性子宫出血的定义,功能失调性子宫出血的诊断是一个排他性诊断。需要排除的情况或疾病有:生殖器官肿瘤、感染、妊娠相关出血、血液系统及肝肾重要脏器疾病、甲状腺疾病、生殖系统发育畸形、外源性激素及异物引起的异常子宫出血等。可根据病史、体格检查及辅助检查做出诊断。常用的辅助检查有以下几种。

1. 诊断性刮宫　简称诊刮。其目的一是止血,二是明确子宫内膜病理诊断。诊刮时必须搔刮整个宫腔,并注意宫腔大小、形态、宫壁是否平滑、刮出物的性质和量。无性生活史者,若激素治疗失败或疑有器质性改变,应经患者及其家属知情同意后考虑诊刮。

2. 超声检查　经阴道B超检查可了解子宫大小、形状、子宫内膜厚度及子宫有无病变。

3. 宫腔镜检查　在宫腔镜直视下,选择病变区进行活检以诊断宫腔内病变。

4. 基础体温测定　判断有无排卵的简易方法。无排卵性功能失调性子宫出血基础体温呈单相型(图6-1);排卵性功能失调性子宫出血基础体温呈双相型,但排卵后体温上升缓慢,或上升幅度偏低,升高时间持续9~10d即下降,提示黄体发育不良(图6-2);如果基础体温呈双相型,但下降缓慢,提示黄体萎缩不全(图6-3)。

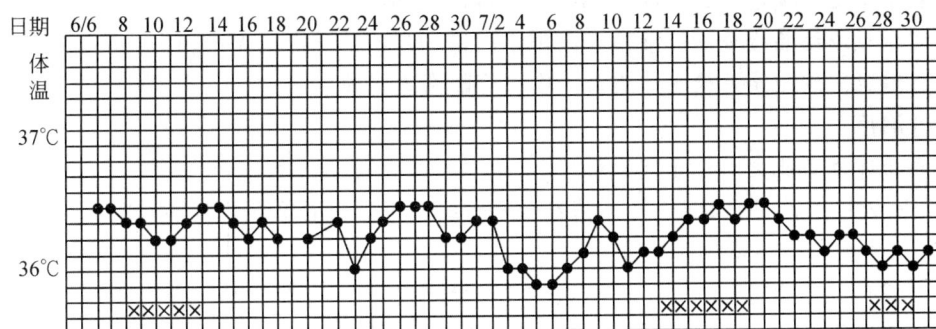

图 6-1 基础体温单相型(无排卵性功能失调性子宫出血)

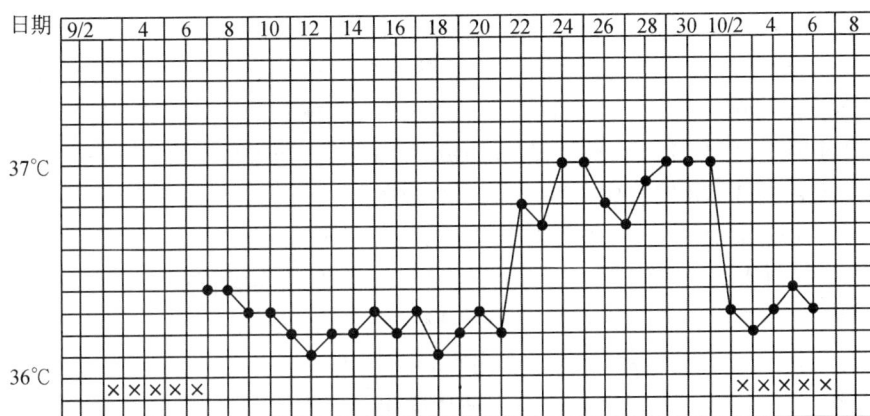

图 6-2 基础体温双相型(黄体期短)

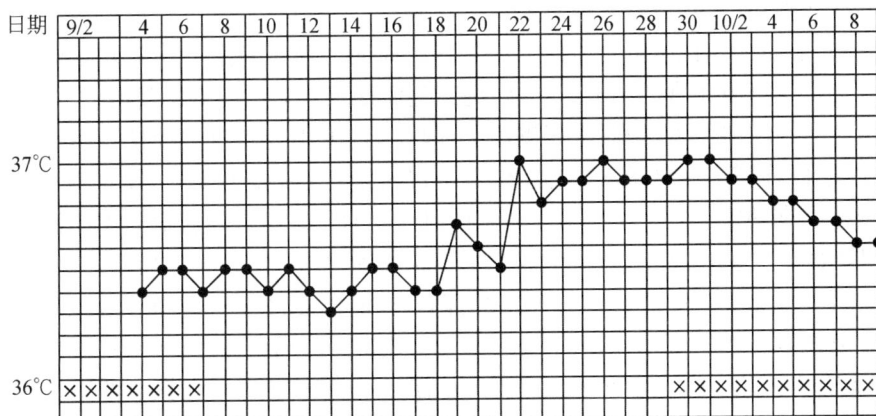

图 6-3 基础体温双相型(黄体萎缩不全)

5. 激素测定 确定有无排卵,可测定血清黄体酮或尿孕二醇。

6. 宫颈黏液结晶检查 经前检查出现羊齿植物叶状结晶提示无排卵。

7. 阴道脱落细胞涂片检查 表现为中高度雌激素影响。

(五)治疗

1. 无排卵性功能失调性子宫出血

(1)一般性治疗:注意休息,加强营养,补充铁剂、维生素 C 和蛋白质,严重贫血者需输血。出血时间长者给予抗生素预防感染。

(2)药物治疗:功能失调性子宫出血的主要治疗方法。青春期及生育期无排卵性功能失调性子宫出血以止血、调整周期、促排卵为主;绝经过渡期功能失调性子宫出血以止血、调整周期、减少经量、防止子宫内膜病变为治疗原则。

止血:对大量出血患者,要求性激素治疗 8h 内见效,24~48h 出血基本停止。①孕激素:疗效确切。孕激素作用机制是使持续增生的子宫内膜转化为分泌期,达到止血效果,停药后子宫内膜脱落较完全,可起到药物性刮宫作用。适用于体内已有一定雌激素水平的功能失调性子宫出血患者。合成孕激素分两类,常用 17-羟孕酮衍生物(醋酸甲羟孕酮、甲地孕酮)和 19-去甲基睾酮衍生物(炔诺酮等)。醋酸甲羟孕酮(安宫黄体酮)止血法:醋酸甲羟孕酮首次剂量 8mg,每 6~8 小时 1 次,2~3d 血止后每隔 3d 递减 1/3 量,直至维持量每日 4~8mg,持续用至血止后 20d 停药,停药 3~7d 发生撤药性出血。②雌激素:应用大剂量雌激素可迅速促使子宫内膜生长,短期内修复创面而止血,主要用于青春期功能失调性子宫出血。结合雌激素(妊马雌酮)2.5mg,口服,每 4~6h 1 次,血止后每隔 3d 递减 1/3 量,直至维持量每日 1.25mg;或己烯雌酚 1~2mg,每 6~8h 1 次,血止后每隔 3d 递减 1/3 量,直至维持量每日 1mg,持续用至血止后 20d 停药,最后 7~10d 加用孕激素,使子宫内膜转化。大剂量己烯雌酚口服胃肠反应严重,可改用苯甲酸雌二醇肌内注射。③联合用药:适用于出血量不太多、轻度贫血患者。止血效果优于单一药物。常用药物有短效避孕药、三合激素(含黄体酮、苯甲酸雌二醇、睾酮)。④雄激素:拮抗雌激素、增强子宫平滑肌及子宫血管张力的作用,减轻盆腔充血而减少出血量。适用于围绝经期功能失调性子宫出血,大出血时单独应用效果不佳。⑤其他:其他止血药和非甾体消炎药有减少出血量的辅助作用,但不能用以止血。

调整月经周期:应用性激素止血后需调整月经周期。青春期及生育期无排卵性功能失调性子宫出血患者需恢复正常的内分泌功能;绝经过渡期患者需控制出血及预防子宫内膜病变。常用方法有 3 种。①雌激素、孕激素序贯疗法,即人工周期疗法。通过模拟自然月经周期中卵巢的内分泌变化,序贯应用雌激素、孕激素,使子宫内膜发生相应变化,引起周期性脱落。适用于青春期或生育期功能失调性子宫出血内源性雌激素水平较低者。自血止周期撤药性月经第 5 天起服用结合雌激素 1.25mg,或戊酸雌二醇 2mg,每晚 1 次,连服 20d,服用雌激素的第 11 天加服醋酸甲羟孕酮 10mg,每日 1 次,连服 10d,两药同时服完,停药 3~7d 出血(图 6-4)。于出血第 5 天重复用药,连续 3 个周期为 1 个疗程。若正常月经尚未建立,应重复上述疗法。②雌激素、孕激素合并应用。雌激素使子宫内膜增生修复,同时应用孕激素限制雌激素的促内膜生长作用,使撤药性出血逐步减少。适用于生育期功能失调性子宫出血内源性雌激素水平较高者。连续 3 个周期为 1 个疗程。③后半周期疗法。月经后半期(撤药性出血的第 16~25 天)服用醋酸甲羟孕酮或肌内注射黄体酮,连用 3 个周期。适用于青春期或绝经过渡期功能失调性子宫出血。

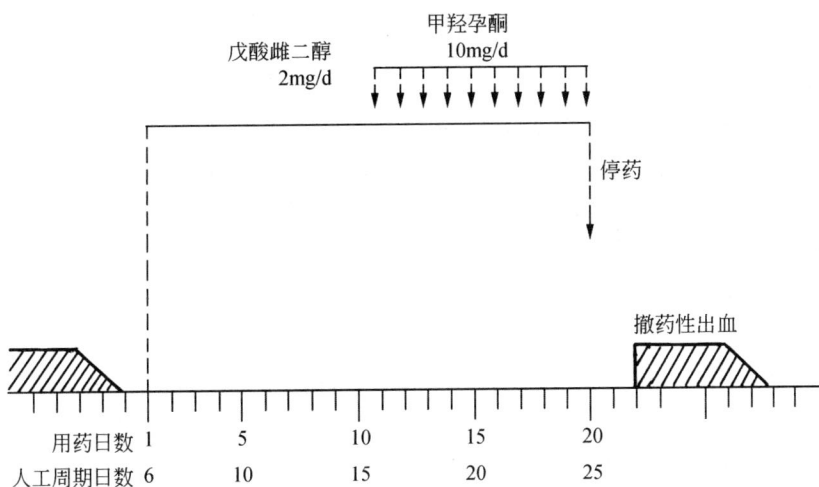

图 6-4　雌激素、孕激素序贯疗法

　　促排卵:功能失调性子宫出血患者经上述调整周期治疗后,通过雌激素、孕激素对中枢的反馈调节作用,部分患者可恢复自发排卵。促排卵治疗适用于有生育要求的无排卵不孕患者,青春期一般不提倡使用促排卵药物治疗。

　　(3)手术治疗:①刮宫术。适用于急性大出血或存在子宫内膜癌高危因素的功能失调性子宫出血患者。②子宫内膜切除术。适用于经量多的绝经过渡期功能失调性子宫出血和经激素治疗无效,且无生育要求的生育期功能失调性子宫出血。术前需排除子宫内膜癌。③子宫切除术较少用。患者经各种治疗无效,经患者和家属知情选择接受子宫切除。

　　2. 排卵性功能失调性子宫出血

　　(1)黄体功能不足:可应用促进卵泡发育、刺激黄体功能及黄体功能替代疗法。常用药物:氯米芬、hCG 和黄体酮。氯米芬促进卵泡发育,诱发排卵,促使正常黄体形成。hCG 可促进及支持黄体功能。黄体酮补充黄体分泌黄体酮的不足,减少出血。用法:月经第 5 天起每日口服氯米芬 50mg,连服 5d;或在监测卵泡发育成熟时,hCG 5000~10 000U 1 次,或分 2 次肌内注射;或自排卵后开始每日肌内注射黄体酮 10mg,连用 10~14d。

　　(2)子宫内膜不规则脱落:常用药物为孕激素和绒毛膜促性腺激素。孕激素通过调节下丘脑-垂体-卵巢轴的反馈功能,使黄体及时萎缩,内膜按时完整脱落。hCG 有促进黄体功能的作用。用法同黄体功能不足。

重点提示

　　青春期及生育期无排卵性功能失调性子宫出血以止血、调整周期、促排卵为主;绝经过渡期功能失调性子宫出血以止血、调整周期、减少经量、防止子宫内膜病变为原则。

二、护　理

(一)护理诊断

1. 焦虑　与担心疾病性质及治疗效果不佳有关。

2. 疲乏　与子宫异常出血引起的继发性贫血有关。

3. 有感染的危险　与子宫不规则出血、出血量多致严重贫血、机体抵抗力下降有关。

(二)护理措施

1. 心理护理　通过与患者接触及交谈,了解患者相关知识需求,向患者及家属解释功能失调性子宫出血非器质性病变,性激素治疗有效,增强患者的信心,使其主动配合治疗。

2. 一般护理　出血期间应避免过度劳累和剧烈运动,并注意保暖,必要时卧床休息,减轻盆腔充血状况,以减少出血量。注意加强营养,改善全身情况,多补充铁剂、维生素 C 和蛋白质。向患者推荐含铁较多的食物,如动物肝脏、蛋黄、瘦肉、豆角等。

3. 遵医嘱使用性激素

(1)按时按量服用性激素,不得随意漏服或停服,保持药物在血中的稳定浓度,以免因性激素使用不当引起子宫出血。

(2)性激素减量必须按规定血止后方可开始,每 3 天减量 1 次,每次减量不超过原剂量的 1/3,直至维持量。

(3)如在治疗期间发生不规则阴道出血,嘱患者及时就诊。

4. 预防感染　对出血时间长或出血量多的患者,严密观察与感染有关的征象,如体温、脉搏、白细胞计数和分类等。如有感染征象,及时通知医师,并遵医嘱行抗生素治疗。

5. 健康指导

(1)青春期少女及绝经过渡期妇女分别处于生殖功能发育及衰退的过渡期,情绪不稳定,应保持身心健康,提倡规律生活,保持心情舒畅。

(2)月经期应避免剧烈运动,防寒保暖,禁止性生活及盆浴,保持会阴清洁,防止感染。

(3)宣传月经的知识,出现月经失调,如周期紊乱、经期延长及经量过多及时就诊。

第二节　闭　　经

案例分析

王某,女,16 岁,月经来潮 2 年,现停经半年就诊。患者 14 岁月经来潮,周期尚规律。自半年前离家外出上学,月经一直未来潮。直肠-腹部诊:子宫附件无异常。盆腔 B 超:子宫正常大小,双附件无异常。

问题:

1. 该患者的诊断是什么?

2. 应如何护理?

一、疾病概要

闭经是妇科常见症状,表现为无月经或月经停止。分为原发性和继发性两类。原发性闭经指年龄超过16岁、第二性征已发育,而月经尚未来潮或年龄超过14岁、第二性征未发育者。继发性闭经指正常月经建立后月经停止6个月,或按自身原来月经周期计算停止3个周期以上者。青春期前、妊娠期、哺乳期及绝经后月经不来潮属生理现象,本节不予讨论。

(一) 病因

正常月经的建立有赖于下丘脑-垂体-卵巢轴的神经内分泌调节,以及靶器官子宫内膜对性激素的周期性反应和下生殖道通畅性,其中任何一个环节发生障碍均可导致闭经。原发性闭经较少见,常由于遗传性因素或先天性发育缺陷所致。继发性闭经发生率明显高于原发性闭经,病因复杂,根据控制正常月经周期的4个主要环节,以下丘脑性闭经最常见,依次为垂体、卵巢及子宫性闭经。

1. 下丘脑性闭经 最常见的一类闭经,以功能性原因为主。

(1)精神应激:精神创伤、环境改变、过度劳累、情感变化等因素均可能引起神经内分泌障碍而发生闭经。

(2)体重下降和神经性厌食:中枢神经对体重下降极为敏感,当体重下降到正常体重的85%以下时,即可出现闭经。严重的神经性厌食在内在情感剧烈矛盾或为保持体型强迫节食时发生,特征性表现为精神性厌食、严重消瘦和闭经。

(3)剧烈运动:初潮发生和月经的维持有赖于一定比例(17%~20%)的机体脂肪,因脂肪是合成甾体激素的原料。若运动员机体肌肉/脂肪比率增加或总体脂肪减少可导致月经异常,甚至闭经。

(4)药物:除垂体腺瘤可引起闭经泌乳综合征外,长期应用某些药物,如吩噻嗪衍生物(奋乃静、氯丙嗪)、利血平等,可引起继发性闭经。药物性闭经通常是可逆的,停药3~6个月月经多能恢复。

(5)颅咽管瘤:较罕见。瘤体增大压迫下丘脑和垂体柄引起闭经、生殖器萎缩、肥胖、颅内压增高、视力障碍等症状,称肥胖生殖无能营养不良症。

2. 垂体性闭经 主要病变在垂体。腺垂体器质性病变或功能失调可影响促性腺激素的分泌,影响卵巢功能而引起闭经,如垂体肿瘤、垂体梗死(常见的为席汉综合征)、原发性垂体促性腺功能低下。

3. 卵巢性闭经 闭经的原因在卵巢。卵巢分泌的性激素水平低下,不能引起子宫内膜的周期性变化而导致闭经。如卵巢早衰、卵巢功能性肿瘤、多囊卵巢综合征、先天性卵巢发育不全或缺如。

4. 子宫性闭经 闭经的原因在子宫。月经调节功能正常,由于子宫内膜受破坏,或对卵巢激素不能产生正常的反应而出现闭经。如 Asherman 综合征、子宫内膜炎、子宫切除后或子宫腔内放射治疗后。

5. 其他内分泌功能异常 甲状腺、肾上腺、胰腺等功能紊乱也可引起闭经。常见的疾病为甲状腺功能减退或亢进、肾上腺皮质功能亢进、肾上腺皮质肿瘤等。

下丘脑性闭经是最常见的一类闭经,以功能性原因为主。

（二）诊断

闭经是症状，诊断需先寻找闭经原因，确定病变环节，然后再确定是何种疾病引起。

1. **病史** 详细询问月经史，包括初潮年龄、月经周期、经期、经量和闭经期限及伴随症状等。发病前有无诱因，如精神因素、环境改变、体重增减、各种疾病及用药情况等。已婚妇女需询问生育史及产后并发症史。

2. **体格检查** 检查全身发育状况及第二性征发育情况，有无畸形。观察精神状态、智力发育、营养和健康情况，毛发多少及分布，乳房发育及泌乳。妇科检查应注意内、外生殖器官的发育，有无先天性缺陷、畸形，如缺乏女性第二性征提示该患者从未受到过雌激素的刺激。

3. **辅助检查**

（1）功能试验：①药物撤退试验，主要有两种。第一种为孕激素试验：黄体酮每日 20mg，肌内注射，连用 5d；或口服醋酸甲羟孕酮。停药 3~7d 出现撤药性出血（阳性反应），提示子宫内膜已受一定水平的雌激素影响。若停药后无撤药性出血（阴性反应），应进一步行雌激素、孕激素序贯试验。第二种为雌激素、孕激素序贯试验：适用于孕激素试验阴性的闭经患者。服用雌激素 20d，最后 10d 加用孕激素，停药 3~7d 发生撤药性出血者为阳性，提示子宫内膜正常，可排除子宫性闭经，引起闭经的原因是患者体内雌激素水平低落。无撤药性出血为阴性，应重复一次试验，若两次试验均为阴性，提示子宫内膜有缺陷或被破坏，可诊断子宫性闭经。②垂体兴奋试验，又称 GnRH 刺激试验。了解垂体对 GnRH 的反应性。静脉注射 LHRH15~60min 后 LH 高峰峰值较注射前高 2~4 倍，说明垂体功能正常，病变在下丘脑；若经多次重复试验 LH 值无升高或升高不显著，提示垂体功能减退。

（2）激素测定：①血甾体激素测定。雌二醇、黄体酮及睾酮测定。血孕激素浓度高，提示排卵；雌激素水平低，提示卵巢功能不正常或衰竭；若睾酮值高，提示有多囊卵巢综合征或卵巢支持间质细胞瘤等可能。②催乳激素及垂体促性腺激素测定。PRL>25μg/L 时称高催乳激素血症。PRL 升高者，应行头颅 MRI 或 CT 检查，以排除垂体肿瘤。FSH>40U/L 提示卵巢功能衰竭；若 LH>25U/L 或 LH/FSH>3 时，高度怀疑为多囊卵巢；若 FSH、LH 均<5U/L，提示垂体功能减退，病变可能在垂体或下丘脑。

（3）影像学检查：疑垂体肿瘤者行头颅 MRI 或 CT 检查。疑子宫畸形、多囊卵巢可行 B 超检查。子宫输卵管造影可了解有无宫腔病变和宫腔粘连。

（4）宫腔镜：可明确是否宫腔粘连。

（5）染色体检查：疑先天畸形者做染色体核型分析及分带检查。

（6）其他检查：如靶器官反应检查，包括基础体温测定、子宫内膜取样等。

4. **闭经的诊断步骤** 详细询问病史及体格检查，初步排除器质性病变和妊娠，然后按图 6-5 所示的步骤进行闭经的诊断。

（三）治疗

1. **全身治疗** 占重要地位。积极治疗急、慢性全身疾病，增强体质，加强营养，保持标准体重。运动性闭经者适当减少运动量。对应激或心理因素所致闭经，应进行心理治疗，消除焦虑和精神紧张。

2. **手术治疗** 因器质性病变导致的闭经，应针对病因治疗，如宫颈、宫腔粘连者可行宫腔镜宫颈、宫腔粘连分离术，术后放置节育环以防再次粘连。先天性畸形，如阴道横隔及处女膜闭锁等可手术切开，使经血畅流。因卵巢或垂体肿瘤导致的闭经应按所制订的相应治疗方案治疗。

闭经

详细询问病史及体检、妇科检查，初步除外器质性病变	选用辅助诊断方法： 　如了解卵巢功能（基础体温，阴道脱落细胞涂片，宫颈黏液，诊刮或子宫内膜活检，血、尿激素测定等） 　细胞染色质检查及核型分析 　放射诊断（蝶鞍X线摄片、盆腔充气造影、子宫输卵管造影等）

孕激素试验

出血（阳性反应）　　　　　　　　　　　无出血（阴性反应）

　　　　　　　　　　　　　　　　雌激素、孕激素序贯试验

　　　　　　　　　　出血　　　　　　　无出血 ── 子宫性闭经

FSH、LH测定

降低　　　　　　　　　　　　　　增高 ── 卵巢性闭经

垂体兴奋试验

有反应 ── 下丘脑性闭经　　　　　　无反应 ── 垂体性闭经

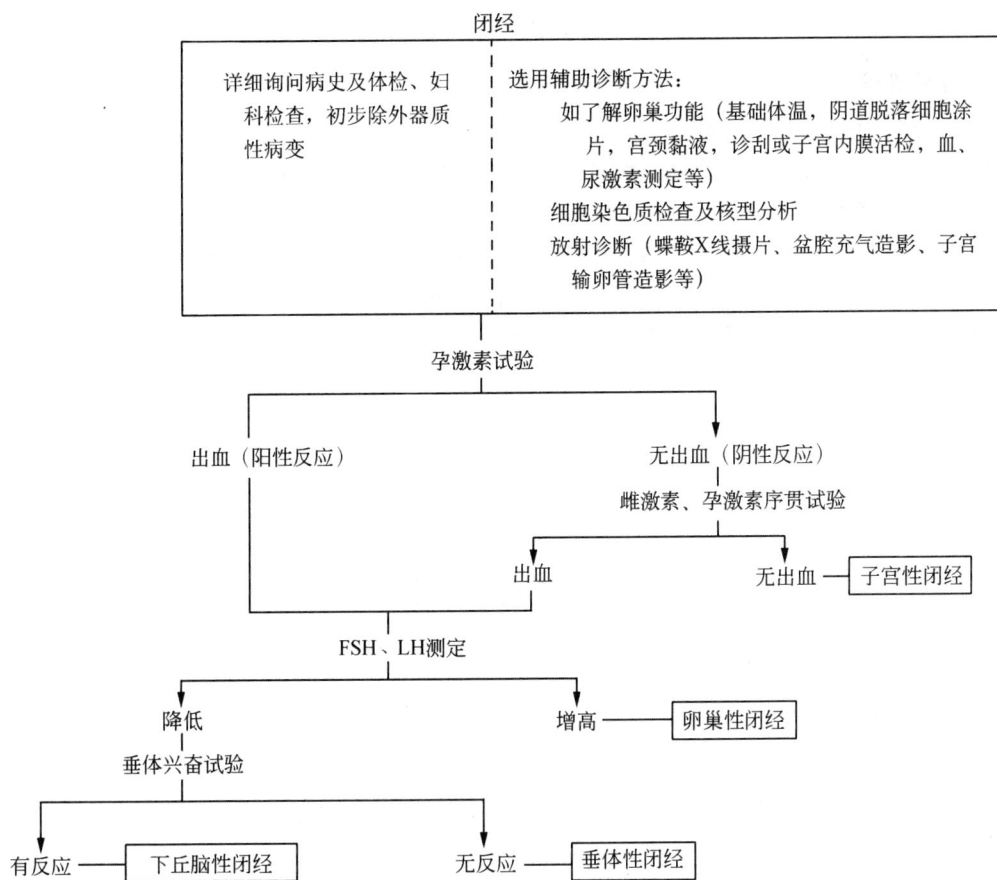

图 6-5　闭经的诊断步骤

3. **性激素替代治疗**　明确病变环节及病因后,给予相应激素治疗,以补充机体激素不足,达到治疗目的。

(1)**雌激素替代疗法**:适用于无子宫者。

(2)**雌激素、孕激素人工周期疗法**:适用于低雌激素性腺功能减退者。

(3)**孕激素疗法**:适用于体内有一定的内源性雌激素水平的闭经患者。

4. **诱发排卵**　适用于有生育要求患者。促排卵前,行人工周期替代治疗 3 个周期以上,以提高卵巢的敏感性,并使子宫及内膜得到充分发育,有利于卵泡的发育及孕卵着床。常用药物:氯米芬、尿促性素/人绒毛膜促性腺激素(HMG/hCG)联合用药、GnRH、溴隐亭治疗。

重点提示

引起闭经的原因很多,而且错综复杂,寻找闭经的原因是治疗成功的关键。

二、护　理

(一)护理诊断

1. 焦虑　与担心疾病对健康、性生活、生育影响有关。

2. 功能障碍性悲哀　与长期闭经及治疗效果不明显,自我否定有关。

(二)护理措施

1. 心理护理　加强与患者沟通,了解患者内心的感受。向患者提供诊疗信息,使患者正确认识闭经与女性特征、生育与健康的关系,减轻心理压力,积极配合检查与治疗。鼓励患者参与力所能及的社会活动,保持心情舒畅。

2. 用药指导　合理使用性激素,说明性激素的作用、剂量、具体用药方法、时间、不良反应等。

3. 健康指导　加强月经生理知识宣教,告知患者应激、精神紧张、体重下降等可使内分泌调节功能紊乱而发生闭经。鼓励患者保持心情舒畅,加强锻炼,供给足够营养,保持标准体重。

第三节　多囊卵巢综合征

> ➕ **案例分析**
>
> 　　某女士,27岁,月经一直不规律,月经周期为2~3个月,经期、经量正常。现因6个月无月经来潮,结婚3年未避孕一直未怀孕到医院检查。体检:心肺无明显异常。患者肥胖、痤疮、颜面多毛,颈背部、腋下、外阴、腹股沟等皮肤皱褶部位见灰褐色的色素沉着,呈对称性,皮肤增厚,质地柔软。妇科检查:外阴发育正常,阴毛呈男性型,阴道通畅,宫颈光滑,宫体稍小,活动良好,两侧卵巢均可扪及,明显增大。
>
> 　　问题:
>
> 　　1. 首先应考虑该患者患什么疾病?
>
> 　　2. 该患者应如何治疗及护理?

一、疾　病　概　要

　　多囊卵巢综合征(polycystic ovarian syndrome,PCOS)是妇科内分泌常见病,以雄激素过多、持续无排卵和胰岛素抵抗为主要临床特征。好发于青春期及生育期妇女,是生育期妇女月经紊乱及不孕的常见原因之一。

(一)内分泌特征与病理生理

　　PCOS的内分泌特征有:①雄激素过多;②雌酮过多;③促性腺激素比例失调,LH/FSH≥2~3;④胰岛素过多。产生这些变化的机制有三方面。

　　1. 下丘脑-垂体-卵巢轴调节功能异常　PCOS者垂体对GnRH敏感性增加,分泌过量LH,刺激卵巢间质、卵泡内膜细胞产生过量雄激素。卵巢内高雄激素抑制优势卵泡发育,促进卵泡闭锁,卵泡不能成熟,致持久无排卵和闭经。但卵巢中的小卵泡仍分泌少量雌二醇(E_2),加之由雄烯二酮转化来的雌酮(E_1),形成高雌酮血症。持续分泌的雌激素作用于下丘脑及垂体,对 LH 分泌呈正反馈,但无月经中期 LH 峰形成,故无排卵。对 FSH 分泌呈负反馈,使 LH/FSH 比例增大,形成 PCOS 病理生理的恶性循环:雄激素过多、持续无排卵。

2. 胰岛素抵抗和高胰岛素血症　可导致卵巢雄激素过多,黑棘皮症是胰岛素抵抗的标志。

3. 肾上腺内分泌功能异常　可致肾上腺雄激素生成分泌过多。

（二）病理

巨检:双侧卵巢均匀性增大,为正常妇女的 2~5 倍,包膜增厚,呈灰白色,切面见卵巢白膜均匀性增厚,直径 2~9mm,卵泡数≥10 个,无优势卵泡。子宫内膜因无排卵,长期受雌激素刺激,呈现不同程度增殖性改变,使子宫内膜癌发生概率增加。

（三）临床表现

1. 月经失调　为主要症状,常表现为月经稀发或闭经。

2. 不孕　生育期妇女因无排卵而致不孕。

3. 多毛、痤疮　呈现高雄激素症状。可出现不同程度多毛,尤其是阴毛,分布常呈男性型,痤疮也较常见。

4. 肥胖　约 50% 的 PCOS 患者肥胖。

5. 黑棘皮症　颈背部、腋下、外阴、腹股沟等皮肤皱褶部位出现灰褐色的色素沉着,呈对称性,皮肤增厚,质地柔软。

重点提示

月经稀发、闭经及不孕是多囊卵巢综合征的主要症状。

（四）诊断

目前 PCOS 的诊断标准:①稀发排卵或无排卵。②高雄激素的临床症状和（或）高雄激素血症。③B 超 PCO 征。B 超检查提示一侧或双侧卵巢直径 2~9mm 的小卵泡≥10 个,围绕卵巢边缘,称项链征。④3 项中有 2 项并排除其他高雄激素病因,如迟发型先天性肾上腺皮质增生、库欣综合征、分泌雄激素的肿瘤。

B 超多囊卵巢（PCO 征）只是一种临床体征而非诊断,并不等于多囊卵巢综合征。PCOS 的卵巢超声可以是正常的。

（五）治疗

无生育要求的 PCOS 者,治疗近期目标:调整周期、治疗多毛、控制体重;远期目标:预防糖尿病、保护子宫内膜、预防子宫内膜癌。有生育要求的 PCOS 治疗目标是促进生育。

1. 一般治疗　对肥胖型 PCOS 患者,应加强运动和控制饮食减轻体重,可降低胰岛素、睾酮水平,从而恢复排卵及生育功能。

2. 药物治疗

（1）调整月经周期:①口服避孕药如醋酸环丙孕酮 CPA（达英-35）,通过抑制 LH 分泌,减少卵巢源性雄激素生成;②孕激素后半周期疗法,可调节月经并保护子宫内膜,抑制 LH 及雄激素分泌可改善多毛。

(2)降低血雄激素水平:常用药物有糖皮质类固醇、环丙孕酮、螺内酯。

(3)改善胰岛素抵抗:二甲双胍可降低血胰岛素,纠正患者高雄激素状态,改善卵巢排卵功能。

(4)诱发排卵:氯米芬为一线促排卵药物,促排卵治疗时易发生卵巢过度刺激综合征(OHSS),需严密监测。

二、护 理

(一)护理诊断

1. 悲哀 与月经紊乱、闭经及长期不孕有关。

2. 自尊紊乱 与雄激素引起的多毛、痤疮及肥胖有关。

(二)护理措施

1. 心理护理 建立良好护患关系,鼓励患者表达内心的感受,及时解答患者提出的有关疾病的相关问题,减轻患者的心理负担,树立战胜疾病的信心。

2. 用药指导 说明药物的作用、剂量、用药方法、不良反应等,取得患者及家属配合。常见不良反应:孕激素长期应用可减低高密度脂蛋白胆固醇,对代谢不利;促排卵药物的应用,要严密监测,可指导受孕并防止 OHSS 发生。

3. 健康指导

(1)注意劳逸结合,避免过度劳累和精神刺激。

(2)长期无排卵的 PCOS 患者应坚持口服避孕药,周期性黄体酮撤退出血,定期做 B 超监测子宫内膜厚度,预防因子宫内膜增生而发生癌变。

(3)坚持适当的体育锻炼,调节控制饮食,防止肥胖。

第四节 痛 经

案例分析

李女士,23 岁,未婚。主诉月经期下腹疼痛剧烈,需服镇痛药并卧床休息。平时月经周期规律,基础体温呈双相,直肠-腹部诊检查:子宫前倾前屈位,大小、硬度正常,无压痛,双侧附件无异常,阴道分泌物无异常。

问题:

1. 本病例最可能的诊断是什么?

2. 如何护理该患者?

一、疾病概要

痛经是指行经前后及月经期出现下腹疼痛、坠胀,伴有腰酸或其他不适,影响生活和工作质量者。痛经分原发性和继发性两类,前者指生殖器官无器质性病变的痛经,占痛经 90% 以上;后者指由于盆腔器质性疾病引起的痛经。本节只叙述原发性痛经。

(一)病因

原发性痛经的疼痛与子宫肌肉活动增强所导致的子宫张力增加和过度痉挛性收缩有关。目前认为,可以造成子宫过度收缩,导致痛经的原因有:前列腺素、白三烯、血管加压素等。原发性痛经的发生主要与月经时子宫内膜前列腺素(PG)含量增高有关。原发性痛经妇女子宫内膜和月经血中 $PGF_{2\alpha}$ 浓度及 $PGF_{2\alpha}/PGE_2$ 比值显著升高。前列腺素含量高可引起子宫平滑肌过强收缩,造成子宫缺血、缺氧状态而出现痛经。原发性痛经的发生还与精神因素、神经因素、遗传因素有关,疼痛的主观感受也与个体痛阈有关。

原发性痛经的发生主要与月经时子宫内膜前列腺素含量增高有关,尤其是 $PGF_{2\alpha}$ 含量增高。无排卵性子宫内膜因无黄体酮刺激,所含前列腺素浓度很低,通常不发生痛经。

(二)临床表现

1. 症状　常发生在年轻女性,大多在初潮后 $1\sim2$ 年发病。疼痛多自月经来潮后开始,最早可于经前 $12h$ 出现,以行经第 1 天疼痛最剧烈,持续 $2\sim3d$ 后缓解。疼痛常呈痉挛性,多集中在下腹正中,可放射至腰骶部和大腿内侧,可伴有恶心、呕吐、腹泻、头痛等症状。

2. 体征　妇科检查无异常发现。

(三)诊断

诊断原发性痛经,主要是排除盆腔器质性病变。诊断时需与子宫内膜异位症、子宫腺肌病、盆腔炎性疾病引起的继发性痛经相鉴别。必要时结合辅助检查,如 B 超、腹腔镜等加以鉴别。

(四)治疗

对症治疗为主。主要治疗药物有前列腺素合成酶抑制药、口服避孕药、解痉药。

二、护　　理

(一)护理诊断

1. 疼痛　与子宫痉挛性收缩有关。

2. 恐惧　与长期经期腹痛造成的精神紧张有关。

3. 睡眠型态紊乱　与疼痛有关。

(二)护理措施

1. 心理护理　应使青春期少女了解月经发生的机制,在月经来潮前消除紧张情绪,减轻心理负担。

2. 缓解症状

(1)注意休息和保暖,下腹部可予热水袋热敷和热饮或热汤等。

(2)遵医嘱应用药物治疗,腹痛明显者可予药物治疗。前列腺素合成酶抑制药,如吲哚美辛、布洛芬可抑制前列腺素合成,使子宫张力及收缩力下降,从而减轻或消除痛经。口服避孕药适用于有避孕要求的痛经患者,作用机制为通过抑制排卵,减少月经血中前列腺素含量,缓解痛经。

3. 健康指导　进行月经期保健的宣教。注意经期卫生,经期要防寒保暖,少吃生冷及辛辣等刺激性强的食物。注意休息,避免剧烈运动和过度劳累。

> **重点提示**
>
> 痛经的护理重点是采取措施缓解疼痛症状。

第五节 绝经期综合征

> ⬛ **案例分析**
>
> 王女士,51岁,自诉近1年来月经周期不规则、稀发,经期2~3d,经量较以前减少。自感阵发性潮热、多汗,偶有心悸、眩晕。妇科检查:子宫稍小,余未见异常。
>
> 问题:
>
> 1. 该患者诊断为何种病症?
>
> 2. 如何给该患者提供健康指导?

一、疾病概要

绝经期综合征是指妇女绝经前后出现内分泌改变、性激素减少所致的一系列躯体及精神心理症状。绝经标志妇女月经的终结,平均50岁绝经,分自然绝经和人工绝经两种。自然绝经指卵巢内卵泡生理性耗竭所致的绝经;人工绝经指手术切除双卵巢或放射线破坏卵巢功能导致的绝经。人工绝经者更易发生绝经期综合征。

(一)内分泌变化

妇女衰老首先表现为卵巢衰老,然后表现为下丘脑-垂体功能退化。

1. **雌激素、孕激素** 由于卵巢功能衰退,卵泡发育中合成的雌激素、孕激素发生变化。绝经过渡期卵巢尚有排卵功能,仍有黄体酮分泌。但因黄体功能不全,导致黄体酮分泌减少。绝经后无黄体酮分泌。卵巢功能衰退主要在于合成和分泌雌二醇(E_2)能力低落。在绝经过渡期卵泡仍有一定程度发育,E_2并不缺乏,绝经后卵泡不发育,基本不产生E_2。绝经后妇女血循环中仍有低水平雌酮E_1,主要来自肾上腺皮质和雄烯二酮转化而来。

2. **雄激素** 雄烯二酮血中含量仅为育龄妇女的一半,主要来自肾上腺。

3. **促性腺激素** 绝经过渡期FSH水平升高,但FSH/LH仍<1。绝经后由于雌激素水平下降,诱发下丘脑释放促性腺激素释放激素增加,刺激垂体释放FSH和LH增加,其中FSH升高较LH更显著,FSH/LH>1。

4. **促性腺激素释放激素** 绝经后GnRH分泌增加。

(二)临床表现

1. **月经改变** 月经紊乱是绝经过渡期的常见症状,半数以上妇女出现无排卵性月经,表现为月经周期紊乱、经期延长、经量增多或子宫不规则出血。

2. **血管舒缩功能不稳定症状** 表现为潮红、潮热,是雌激素下降的特征性症状。其特征为反复出现短暂的胸部、颈部和面部皮肤潮红,伴有潮热,持续 1~3min,症状消失前常大量排汗或畏寒。症状轻者每日发作数次,重者十余次或更多,夜间或应激状态易促发。此种血管功能不稳定可历时 1 年或长达 5 年以上。

3. 精神神经症状　主要为情绪、记忆和认知功能改变。围绝经期妇女常出现激动易怒、焦虑不安或情绪低落、抑郁、不能自我控制等情绪症状。记忆力减退及注意力不集中也较常见。

4. 泌尿生殖道症状　主要表现为泌尿生殖道萎缩症状,出现阴道干燥、性交痛、尿急、尿失禁,易反复发生尿路感染。

5. 心血管症状　绝经后妇女易发生动脉粥样硬化、心肌梗死,可能与体内雌激素水平降低有关。

6. 骨质疏松　绝经后妇女由于雌激素缺乏使骨质吸收快于骨质生成,促使骨质丢失变疏松。50 岁以上妇女半数以上会发生绝经后骨质疏松。

> **重点提示**
>
> 　　月经紊乱是围绝经期女性的常见症状;血管舒缩症状表现为潮红、潮热、大量排汗,是雌激素下降的特征性症状。

(三)诊断

根据病史及临床表现常可诊断。通过 FSH 值测定有助于诊断:①绝经过渡期 FSH>10U/L,提示卵巢储备功能下降;②FSH>40U/L 且 E_2<10~20pg/ml,提示卵巢功能衰竭。

(四)治疗

1. 一般治疗　个体精神状态不健全和神经类型不稳定可加剧围绝经期精神神经症状,故应进行心理治疗。必要时可选用适量的镇静药以助睡眠,谷维素调节自主神经功能。同时还应坚持体育锻炼,增加日晒时间,摄入含钙丰富的食物及足量蛋白质,补充钙剂,预防骨质疏松。

2. 激素替代治疗(HRT)

(1)适应证:绝经期综合征明显者,存在高危因素的心血管疾病及骨质疏松的绝经妇女。

(2)禁忌证:绝对禁忌证包括已有或可疑乳腺癌、子宫内膜癌、原因不明的子宫出血、血栓性静脉炎、胆囊疾病及肝脏疾病;相对禁忌证有乳腺良性疾病、血栓、血管栓塞疾病。

(3)制剂及剂量:绝经后,HRT 以补充雌激素为主,常同时使用孕激素。常用药物如下:①雌激素制剂(尽量选用天然雌激素),如结合雌激素、戊酸雌二醇、尼尔雌醇。②孕激素制剂,如醋酸甲羟孕酮、微粒化孕酮(安琪坦胶囊)。③复方制剂,如克龄蒙、利维爱。剂量应个体化,以最小有效量为佳。

(4)用药途径:性激素不同制剂可经不同途径使用。口服以片剂为主;经皮肤的有皮埋片、皮贴、涂胶;经阴道的有栓、片、霜及硅胶环;肌内注射有油剂。

(5)用药方案:①雌激素+周期性孕激素,10~14d 后加用孕激素;②雌激素+连续性孕激素,可选用复方制剂。

(6)用药时间:为缓解围绝经期症状,短期用药通常为 1~5 年。退化性疾病预防,长期用药应持续 5~10 年。

HRT 长期单用雌激素,可使子宫内膜异常增殖和子宫内膜癌危险性增加,故对有子宫者主张雌激素、孕激素联合使用。

二、护　　理

(一)护理诊断

1. 身体形象紊乱　与对疾病不正确认识及精神神经症状有关。

2. 焦虑　与内分泌改变、家庭和社会环境改变、个性特点、神经类型等有关。

3. 有感染的危险　与绝经期阴道及膀胱黏膜变薄、机体抵抗力下降有关。

(二)护理措施

1. 心理护理　提供围绝经期相关生理知识,使患者及家属了解围绝经期是必经的生理过程,内分泌改变可导致精神神经症状。应保持乐观情绪,以平和的心态去面对。鼓励患者参与社会活动及体育锻炼,从而改变患者的认知、情绪和行为,顺利渡过这一时期。

2. 一般护理　指导合理饮食,多摄取低脂、低盐、高蛋白、高维生素及富含钙的食物。注意劳逸结合,参加力所能及的体力劳动和脑力劳动,增加日晒时间,推迟骨骼老化。保持外阴清洁,避免泌尿生殖系统感染的发生。

3. 用药指导　HRT 必须在专业医师指导下进行,督促长期使用性激素者接受定期随访。HRT 常见不良反应及危险性如下。

(1)子宫出血。应查明原因,必要时行诊断性刮宫以排除子宫内膜病变。

(2)雌激素剂量过大可引起乳房胀、白带增多、阴道出血、头痛、水肿或色素沉着等;孕激素不良反应包括抑郁、易怒、乳房胀痛和水肿。

(3)子宫内膜癌。长期单用雌激素,子宫内膜癌发生率增加。

4. 健康指导　应设立"妇女围绝经期门诊",提供咨询、指导和护理。具体咨询内容包括以下几方面。

(1)提供围绝经期相关知识,帮助妇女认识围绝经期是正常的生理过程。

(2)帮助解决各种心理矛盾、情绪障碍,以乐观积极的态度迎接老年期的到来。

(3)建立良好护患关系,耐心解答妇女提出的各种问题。对围绝经期妇女的性要求和性生活等方面给予关心和指导。

(4)宣传激素替代治疗的有关知识。

(5)定期进行妇女病普查,及早发现围绝经期妇女的常见病、多发病,如糖尿病、高血压病、冠心病、肿瘤和骨质疏松症。

讨论与思考

1. 一女士,48 岁,月经紊乱近 1 年,经量时多时少,周期无规律。现因停经 2 个月后阴道出血近半个月,量多就诊。妇科检查:子宫正常大小,质软,双附件无异常。

问题:

(1)首选的止血方法是什么?

(2)正确的护理措施是什么?

2. 张某,女,28 岁,G_2P_1。既往月经规律。因闭经 3 年就诊。3 年前足月妊娠分娩时发生产后大出血、休克,经抢救转危为安,产后一直无月经来潮。

问题:

(1)患者闭经最可能的原因是什么?

(2)若要确定患者闭经原因,首要的检查是什么?

3. 某女性患者,29 岁,因结婚 3 年未孕,闭经半年就诊。患者既往月经规律,3 年前结婚未避孕至今未孕,近 2 年来患者明显肥胖,颜面多毛,自觉阴毛较前增多且硬,现闭经半年。体检心肺无明显异常。妇科检查:外阴发育正常,阴毛呈男性型。阴道通畅,宫颈光滑,宫体稍小,活动良好,两侧卵巢均可扪及,增大明显。B 超检查示双侧卵巢 PCO 征。诊断:多囊卵巢综合征。

问题:

(1)多囊卵巢综合征的主要症状有哪些?

(2)对此患者应做哪些对症护理及健康指导?

4. 临近高考,某女生,18 岁。主诉近 3 个月来月经来潮前数小时即出现下腹痛,持续 2~3d 后缓解,疼痛剧烈呈痉挛性,集中在下腹正中,放射至腰骶部和大腿内侧,伴恶心、呕吐、腹泻、头痛等症状,需服镇痛药并卧床休息。平时月经周期规律,基础体温呈双相。直肠-腹部诊检查:子宫前倾前屈位,大小、硬度正常,无压痛,双侧附件无异常。分泌物检查正常。

问题:

(1)该痛经最可能的原因是什么?

(2)如何护理该患者并进行健康指导?

5. 某女性患者,46 岁,因月经紊乱、潮热出汗 1 年余,加重 3 个月就诊。患者情绪易激动、烦躁不安。妇科检查:盆底略松弛,子宫正常大小,双侧附件正常。诊断:绝经期综合征。

问题:

(1)根据首优原则,最主要的护理诊断是什么?

(2)激素替代治疗时应如何进行用药指导?

(3)对绝经期综合征患者应如何进行心理护理和健康教育,使其顺利地度过生命中这一特殊时期?

（李　丽）

第 7 章

子宫内膜异位症和子宫腺肌病患者的护理

学习要点
1. 子宫内膜异位症的临床表现及护理措施。
2. 子宫腺肌病的护理措施。
3. 子宫内膜异位症和子宫腺肌病异同。

第一节 子宫内膜异位症

案例分析

某女性患者,39岁,孕3产1。继发性痛经进行性加重3年入院。患者既往月经规律,无痛经。3年前月经来潮时出现下腹部疼痛,以月经来潮的第1~2天为剧,以后逐渐减轻,至月经干净时消失。近1年来痛经症状逐渐加剧并伴性交痛。妇科检查:子宫后位、正常大小、活动度差;左附件区可扪及7cm×6cm×5cm囊性偏实不活动包块,轻压痛;宫骶韧带增粗、触痛。盆腔B超检查:子宫大小正常、盆腔包块(卵巢巧克力囊肿?)。CA125:45kU/L。

问题:

1. 该患者的诊断是什么?

2. 应如何护理?

一、疾 病 概 要

具有活性的子宫内膜组织(腺体和间质)出现在子宫内膜以外部位时称子宫内膜异位症,简称内异症。子宫内膜异位症虽为良性病变,但具有类似恶性肿瘤远处转移和种植生长能力。子宫内膜异位症病灶的分布较广,如脐、膀胱、肾、输尿管、肺、胸膜、乳腺、淋巴结,甚至手、臂、大腿等处,但最常见的种植部位是盆腔脏器和腹膜,以宫骶韧带及卵巢最常见,其次为子宫、直肠子宫陷凹、腹膜脏层、阴道直肠隔等部位,故有盆腔子宫内膜异位症之称(图7-1)。

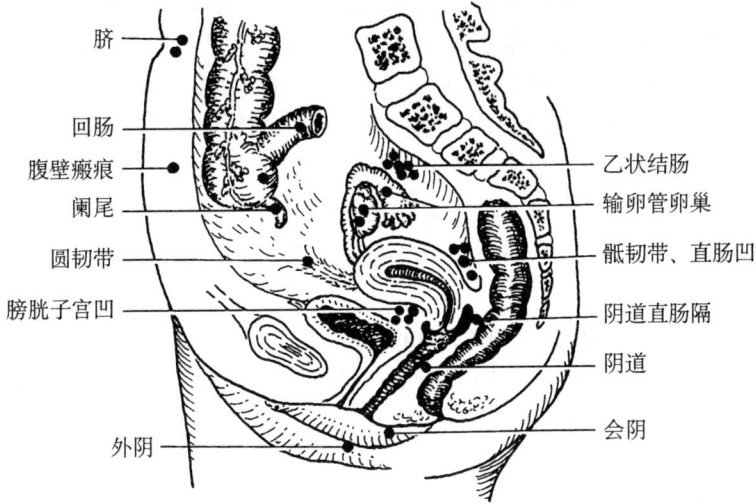

图7-1 子宫内膜异位症的发生部位

该病的发病率近年有明显增高趋势,慢性盆腔疼痛及痛经患者发病率为20% ~ 90% ,25% ~35% 不孕患者与此病有关。育龄期是子宫内膜异位症的高发年龄,以25~45岁妇女居多,初潮前一般不发病,绝经后或切除双侧卵巢后异位内膜组织可逐渐萎缩吸收,妊娠或使用性激素抑制卵巢功能可暂时阻止此病的发展,故子宫内膜异位症是激素依赖性疾病。

(一)病因

本病的发病机制尚未完全阐明,目前主要学说有以下几种:

1. 子宫内膜种植学说 经期时子宫内膜腺上皮和间质细胞可随经血逆流,经输卵管进入盆腔,种植于卵巢和盆腔腹膜,并在该处继续生长和蔓延,形成盆腔子宫内膜异位症。常见原因有先天性阴道闭锁或宫颈狭窄等经血排出受阻者发病率高。剖宫产后腹壁瘢痕或分娩后会阴切口出现子宫内膜异位症,可能是手术时将子宫内膜带至切口直接种植所致。

2. 淋巴及静脉播散学说 不少学者在盆腔淋巴管、淋巴结和盆腔静脉中发现有子宫内膜组织,提出子宫内膜可通过淋巴和静脉向远处播散,远离盆腔的器官如肺、四肢皮肤等发生子宫内膜异位症可能就是内膜通过血行和淋巴播散的结果。

3. 体腔上皮化生学说 卵巢表面上皮、盆腔腹膜均是由胚胎期具有高度化生潜能的体腔上皮分化而来,Mayer 提出体腔上皮分化来的组织在反复受到经血、慢性炎症或持续性卵巢激素刺激后,能被激活转化为子宫内膜样组织。但这一学说尚无充分的临床或实验依据。

4. 遗传学说 本病具有家族聚集性,子宫内膜异位症患者一级亲属的发病风险是无家族史者的 7 倍,可能是多因素遗传的影响。

5. 免疫学说 子宫内膜异位症的发生、发展可能是患者免疫力低下,不能有效清除异位内膜的结果。

(二)病理

异位子宫内膜随卵巢激素变化而发生周期性出血,导致周围纤维组织增生并形成粘连,在病变区出现紫褐色斑点或小泡,最终发展为大小不等的紫蓝色实质结节或包块。

1. 巨检 卵巢子宫内膜异位症多见,约80%病变累及一侧,累及双侧占50%。病变早期位于卵巢浅表皮层的红色、紫蓝色斑点或小泡。随着病变发展,卵巢内的异位内膜可因反复出血而形成单个或多个囊肿,称为卵巢子宫内膜异位囊肿。囊肿大小不一,直径多在5cm左右,大至10~20cm,内含暗褐色黏糊状陈旧血,状似巧克力液体,故又称卵巢巧克力囊肿。由于反复出血,囊肿内压力过高,可使囊壁出现裂隙,而致囊液外渗,刺激局部组织发生炎性反应和组织纤维化,导致卵巢和周围组织紧密粘连。宫骶韧带、直肠子宫陷凹、子宫后壁下段,这些部位处于盆腔后部较低处,为子宫内膜异位症的好发部位。病变早期,可见局部散在紫褐色出血点或颗粒状结节。随病变进展,子宫后壁与直肠前壁粘连,直肠子宫陷凹变浅甚至消失。异位内膜也可侵及直肠、输卵管、宫颈等处。

2. 镜检 典型的异位内膜组织在镜下可见子宫内膜上皮、腺体、内膜间质、纤维素及出血等成分。但因反复出血,上述典型结构不易完全看到。若临床表现和手术肉眼所见十分典型,即使镜下仅能在卵巢的囊壁中发现红细胞或含铁血黄素的巨噬细胞等出血证据,亦应视为子宫内膜异位症。子宫内膜异位症极少发生恶变。

(三)临床表现

1. 症状 常见症状是下腹痛、痛经、性交不适和不孕。有25%的患者无任何症状。

(1)下腹痛和痛经:为本病典型症状,表现为继发性痛经并进行性加重。疼痛多位于下腹、腰骶及盆腔中部,可放射至会阴、直肠及大腿,常于月经来潮前1~2天开始,经期第1天最剧,以后逐渐减轻,至月经干净时消失。疼痛程度与病灶大小不一定成正比。少数患者长期下腹痛,经期加剧。卵巢子宫内膜异位囊肿在经期偶可发生破裂而致急腹症。

(2)不孕:本病患者不孕率高达40%。引起不孕的原因复杂,如盆腔微环境改变影响精卵结合及运送。重度患者由于盆腔、输卵管、卵巢的粘连可以影响受精卵或胚胎的输送。

(3)月经异常:15%~30%患者有经量增多、经期延长或不规则阴道出血。

(4)性交不适:多见于直肠子宫陷凹有异位病灶或因局部粘连使子宫后倾固定的患者,性交时碰撞或子宫收缩上提而引起疼痛,一般表现为深部性交痛,月经来潮前性交疼痛更明显。

(5)其他特殊症状:当异位内膜累及直肠、乙状结肠、膀胱及肺等部位时,可出现相应症状,如排便困难、周期性便血、尿频、尿急、尿血或咯血等。

2. 体征 双合诊及三合诊检查时,可发现子宫多后倾固定,直肠子宫陷凹、宫骶韧带等部位扪及触痛性结节,一侧或双侧附件扪到与子宫相连的囊实性包块,活动度差。有时可在阴道后穹窿见紫蓝色斑点,扪及隆起的小结节。

继发性进行性加重的痛经是子宫内膜异位症的典型症状,疼痛程度与病灶大小不一定成正比,粘连严重,大的卵巢异位囊肿患者可能并无疼痛,而散在宫骶韧带、直肠子宫陷凹处的小结节,可能有剧烈疼痛。

(四)诊断

育龄妇女有继发性痛经进行性加重、不孕或慢性盆腔痛,盆腔检查扪及子宫旁有不活动的囊性包块或盆腔内有触痛性结节,即可初步诊断为子宫内膜异位症。但临床上还需借助腹腔镜和活组织检查才能确诊。

1. B超检查 可确定结节、肿块的部位、大小和形状。

2. CA125测定 血清CA125浓度可能增高,血清CA125测定可用于监测子宫内膜异位症的治疗效果和复发情况。

3. 腹腔镜检查 是目前诊断子宫内膜异位症的最佳方法,在腹腔镜下对可疑病灶进行活检即可确诊为子宫内膜异位症。子宫内膜异位症临床分期只有在腹腔镜检查或剖腹探查直视下才能确定。

目前诊断子宫内膜异位症的最佳方法是腹腔镜检查。

重点提示

子宫内膜异位症的典型临床特征是继发性痛经、进行性加重;目前诊断子宫内膜异位症的最佳方法是腹腔镜检查。

(五)治疗

治疗方法应根据患者年龄、症状、病变部位和范围以及对生育要求等加以选择。

1. 期待疗法 适用于病变较轻或症状轻微者,可数月随访 1 次。子宫内膜异位症是激素依赖性疾病,妊娠或使用性激素抑制卵巢功能,可暂时阻止疾病发展。希望生者应尽早行不孕的各项检查,如子宫输卵管造影或输卵管通畅试验,促使尽早受孕,一旦妊娠,病变组织多坏死、萎缩,分娩后症状缓解并有望治愈。

2. 药物治疗 适用于诊断明确、痛经症状明显、有生育要求及无卵巢囊肿形成者。包括对症治疗和性激素抑制治疗。利用使患者假孕或假绝经的性激素抑制疗法已成为临床治疗子宫内膜异位症的常用方法。性激素可抑制雌激素合成,使异位内膜萎缩或阻断下丘脑-垂体-卵巢轴的刺激和出血周期。常用药物有口服避孕药、米非司酮、孕三烯酮、达那唑、促性腺激素释放激素激动药(GnRHa)。

3. 手术治疗 适用于药物治疗后症状不缓解、局部病变加剧或生育功能仍未恢复者;较大的卵巢内膜异位囊肿者。

(1)保留生育功能手术:保留生育功能手术首选腹腔镜。切除或破坏异位内膜病灶,但保留子宫、一侧或双侧卵巢,至少保留部分卵巢组织。适用于药物治疗无效、年轻有生育要求的患者。在腹腔镜下行盆腔粘连松解、异位病灶烧灼、输卵管通液术,必要时行输卵管伞端造口,改变盆腔环境,促使尽早受孕。

(2)保留卵巢功能手术:切除盆腔内病灶及子宫,保留至少一侧或部分卵巢。适用于无生育要求的 45 岁以下患者。

(3)根治性手术:将子宫、双附件及盆腔内所有异位内膜病灶予以切除和清除。适用于 45 岁以上重症患者。

4. 手术与药物联合治疗 术前及术后可用药物治疗 3~6 个月,有利于手术操作或减少术后复发。

子宫内膜异位症治疗的目的是消灭病灶,减轻和控制疼痛,尽早促进生育,预防和减少复发。

二、护 理

(一)护理诊断

1. 疼痛 与异位内膜引起局部病变有关。

2. 焦虑　与疼痛、不孕、疗程长有关。

(二)护理措施

1. 心理护理　子宫内膜异位症虽是良性疾病,但患者身心痛苦,影响生活和工作。护士应主动与患者沟通,引导患者表达真实感受。同时告知患者本病是良性疾病,通过治疗许多症状可以缓解,鼓励患者树立战胜疾病的信心。

2. 对症护理　根据治疗方式采取不同的护理措施。

(1)病变轻微、无症状或症状轻,可数月随访1次。希望生育者应尽早行不孕症各项检查,进行相应治疗,以促使尽早受孕。

(2)非手术疗法的护理。指导患者合理用药,说明用药的目的、方法及注意事项等。对于较大的卵巢巧克力囊肿,特别是卵巢包块性质未明或肝功能异常者,不宜用药物治疗。

(3)手术治疗的护理。对需手术治疗的患者做好术前及术后护理。有生育要求者,术后指导尽早受孕。部分患者术后需继续用药以防止子宫内膜异位症病灶复发。

3. 健康指导

(1)加强宣传,防止经血逆流。尽早治疗可能引起经血潴留或引流不畅的疾病,如阴道横隔、无孔处女膜、后天性炎性阴道狭窄、宫颈管闭锁、宫颈粘连,以免潴留经血逆流入腹腔。经期一般不行盆腔检查,月经前及经期禁止行输卵管通畅检查。月经期避免性生活。

(2)适龄婚育和药物避孕。妊娠能延缓子宫内膜异位症的发生发展,故有痛经症状的妇女适龄结婚及孕育;有避孕要求者,选择口服避孕药能使子宫内膜异位症发生风险降低,与避孕药抑制排卵、促进子宫内膜萎缩有关。

(3)有子宫内膜异位症家族史者,及时检查以早期发现。子宫内膜异位症患者则应遵照医嘱,定期复诊和检查。

(4)指导患者加强营养,注意劳逸结合,保持心情舒畅。

第二节　子宫腺肌病

🏥 案例分析

黄某,女,36岁,因继发性痛经6年,加重2年入院。患者既往月经规律,无痛经。6年来患者每次月经来潮时都自觉下腹及腰骶部疼痛,近2年疼痛逐渐加剧,且月经量增多,持续时间延长。妇科检查:子宫增大如孕3个月,有局限性结节,质硬、有压痛;附件区未扪及包块。盆腔B超检查:子宫增大,子宫肌层不规则回声增强。

问题:

1. 初步判断患者出现了什么情况?

2. 作为护士怎样向患者进行健康教育?

一、疾 病 概 要

当子宫内膜腺体及间质侵入子宫肌层时,称为子宫腺肌病。此病多发生于30~50岁的经产妇,约半数患者同时合并子宫肌瘤,约 15% 的患者合并子宫内膜异位症。

(一)病因

子宫腺肌病患者子宫肌层中的内膜病灶与宫腔内膜有些是直接相连的,故认为本病由基底层子宫内膜侵入肌层生长所致,多次妊娠及分娩、慢性子宫内膜炎等造成子宫内膜基底层损伤是导致此病的主要原因。另外,由于内膜基底层缺乏黏膜下层,且腺肌病常合并有子宫肌瘤和子宫内膜增生过快,提示高水平雌激素刺激也可能是促进内膜向肌层生长的原因之一。

(二)病理

子宫多均匀性增大,一般不超过妊娠 12 周子宫大小。子宫内病灶有弥漫型及局限型两种,一般为弥漫性生长,累及后壁常见,故后壁较前壁厚;少数子宫内膜在子宫肌层中局限性生长形成结节或团块,类似肌壁间肌瘤,称子宫腺肌瘤。腺肌瘤与肌瘤不同之处在于其周围无假包膜存在,因而手术时难以将其自肌层剥出。

(三)临床表现及诊断

约 30% 的患者无任何临床症状。对于 30 岁以上的经产妇,出现继发性痛经且进行性加重,伴经量增多、经期延长,妇科检查时子宫呈均匀性增大或有局限性结节,质硬而有压痛,经期压痛更甚,首先考虑为子宫腺肌病。B 超检查可在肌层中见到种植内膜所引起的不规则回声增强。

重点提示

子宫腺肌病的典型临床特征是继发性痛经进行性加重伴经量增多、经期延长,子宫均匀性增大或有局限性结节,质硬而有压痛,经期压痛更甚。

(四)治疗

治疗应视患者症状、年龄和生育要求而定。症状较轻、有生育要求及近绝经期患者可试用 GnRHa 或达那唑治疗;对症状严重、无生育要求或药物治疗无效者应行全子宫切除术。是否保留卵巢取决于卵巢有无病变和患者年龄。

二、护　理

(一)护理诊断

1. 疼痛　与异位病灶有关。

2. 焦虑　与月经改变,继发性且进行性加重的痛经有关。

(二)护理措施

1. 心理护理　同子宫内膜异位症患者的护理。

2. 对症护理

(1)用药护理:向患者说明用药的目的、方法、不良反应,以取得患者的合作。

(2)子宫切除术患者的护理:根据所采取的手术方式配合医师做好术前准备及术后护理。

3. 健康指导　加强锻炼,增加营养;积极进行计划生育的宣传指导,推广避孕,避免多产、多次刮宫,预防感染,减少子宫内膜损伤和子宫内膜炎的发生。

讨论与思考

1. 某女性患者,28岁,孕2产0。因继发性痛经进行性加重2年入院。妇科检查:子宫后位、大小正常、活动度差;双附件区未扪及异常;宫骶韧带增粗、触痛。诊断:盆腔子宫内膜异位症。

问题:

(1)该患者首选的治疗措施是什么?

(2)为防止复发,应对其进行哪些护理及健康指导?

2. 某女,40岁,孕4产1。因月经量增多伴继发性痛经4年,加重1年入院。妇科检查:子宫孕3个月大小,质硬、有压痛;双附件区未扪及包块。盆腔B超提示子宫腺肌病。诊断:子宫腺肌病。

问题:

(1)该患者宜采取何种手术方式?

(2)对此患者如何进行护理?

(朱　英)

第 8 章

盆底功能障碍性及生殖器官损伤疾病患者的护理

学习要点

1. 阴道前壁、后壁膨出的分度及临床表现。
2. 子宫脱垂的分度、临床表现及护理。
3. 压力性尿失禁的临床表现和诊断方法。
4. 尿瘘发生的原因及预防。

第一节　阴道前壁膨出

✚　案例分析

　　某女性患者,28 岁,半个月前足月妊娠分娩,今晨去卫生间后自觉有肿物自阴道脱出,去医院检查诊断为阴道前壁膨出、盆腔炎,遵医嘱服用补中益气丸和抗生素。

　　问题:

　　1. 患者咨询阴道前壁膨出的原因是什么?

　　2. 治疗方案是什么? 如何护理?

一、疾 病 概 要

　　阴道前壁膨出多因膀胱和尿道膨出所致,以膀胱膨出常见,伴有不同程度的子宫脱垂。

(一)病因

　　分娩时,支持阴道前壁的韧带、筋膜和肌肉撕裂,特别是膀胱宫颈筋膜、耻骨宫颈韧带等损伤;产后过早参加体力劳动,使膀胱底部失去支持。这些因素导致阴道前壁向下膨出,在阴道口或阴道口外可见,称膀胱膨出。若阴道前壁以尿道外口向下 3~4cm 膨出,称尿道膨出。

(二)临床表现

1. 症状　轻者无症状,重者自觉有肿物自阴道脱出,伴腰酸、下坠感。在劳动、咳嗽、用力等腹压增加时,该肿物增大。有排尿不尽感,患者需用手上推膨出的阴道才能排空尿液。膀胱内有残余尿存在,易发生膀胱炎,可有尿频、尿急、尿痛等症状。

2. 体征　检查见阴道前壁球状膨出,阴道口松弛,膨出膀胱柔软,该部位阴道壁黏膜皱襞消失,如反复摩擦,可发生溃疡。

以屏气下膨出最大限度来判定,临床上传统分度为3度。

Ⅰ度:阴道前壁形成的球状物向下突出,达处女膜缘,但仍在阴道内。

Ⅱ度:阴道皱襞展平,部分阴道前壁已突出于阴道口外。

Ⅲ度:阴道前壁全部突出于阴道口外。

(三)诊断

妇科检查发现膨出的阴道前壁,不难诊断和分度阴道前壁膨出,但要注意区分是膀胱膨出还是尿道膨出,或者两者合并存在,有无压力性尿失禁存在。

(四)治疗

Ⅰ度无症状不需治疗。重度有症状者行阴道前壁修补术,加用医用合成网片或生物补片以加强修补效果,减少复发。合并压力性尿失禁者同时行膀胱颈悬吊手术或阴道无张力尿道中段悬吊带术。

二、护　　理

(一)护理诊断

1. 焦虑　与缺乏阴道前壁膨出的相关知识有关。

2. 舒适的改变　与阴道前壁膨出引起的不适有关。

(二)护理措施

1. 消除腹压增加的因素　积极治疗慢性咳嗽、便秘等;合理作息,防止长期站立和过度负重。

2. 心理护理　积极和患者交流,倾听患者诉说,帮助选择合适的体位,讲解阴道前壁膨出的相关知识,解除患者疑虑,增加治疗的信心。

3. 加强肌力训练　积极进行肌力训练或者收缩阴道锻炼,特别是加强针对盆底肌肉的锻炼,增加肌肉张力,如进行缩肛运动。

4. 手术治疗的护理　重度有症状者行阴道前壁修补术,积极进行术前准备,术后按阴部手术护理(详见阴部手术患者的一般护理)。

5. 健康指导

(1)预防和治疗腹压增加的疾病,告知患者避免重体力劳动,积极治疗腹压增加的原发性疾病,提高产科质量,预防产伤,绝经妇女应积极锻炼身体,以增加盆腔肌群的功能。

(2)指导患者做健身操,如缩肛运动,可加强盆底肌肉、筋膜的张力。

重点提示

阴道前壁膨出患者护理时应积极进行盆底肌力训练、收缩阴道锻炼,如进行缩肛运动。

第二节　阴道后壁膨出

案例分析

患者,女性,60 岁,有外阴摩擦异物感、腹部下坠感、腰酸痛,排便困难 1 年。近 1 个月来排便困难症状加重,需下压阴道后壁方能排便。去医院检查诊断为阴道后壁膨出。

问题:

1. 应该如何治疗?

2. 应该如何护理该患者?

一、疾 病 概 要

阴道后壁膨出也称直肠膨出。可以单独存在,也常合并阴道前壁膨出。

(一)病因

阴道分娩时损伤是阴道后壁膨出的主要原因。直肠膨出是指分娩后,受损的耻尾肌、直肠、阴道筋膜或泌尿生殖膈等盆底支持组织未能修复,直肠向阴道后壁中段膨出,在阴道口能见到膨出的阴道后壁黏膜。老年妇女因盆底肌肉及肛门内括约肌肌力弱、便秘均可导致或加重直肠膨出。阴道穹窿处支持组织薄弱可形成直肠子宫陷凹疝,阴道后穹窿向阴道内脱出,甚至脱出至阴道口外,内有小肠,称为肠膨出。

重点提示

阴道分娩损伤是阴道后壁膨出的主要原因。

(二)临床表现

1. 症状　阴道后壁黏膜在阴道口刚能看到的患者,多无不适。阴道后壁明显凸出于阴道口外的患者,有外阴摩擦异物感。部分患者有腹部下坠感、腰酸痛。严重膨出的患者出现排便困难,需下压阴道后壁方能排便。

2. 体征　检查见阴道后壁黏膜呈球状物膨出,阴道松弛,多伴有陈旧性会阴裂伤。肛门检查时手指向前方可触及向阴道凸出的直肠,有盲袋的感觉。若阴道后壁有两个球状突出,位于阴道中段的球形膨出是直肠膨出,位于后穹窿部的球形突出是肠膨出,指诊可触及疝囊内的小肠。

以屏气下膨出最大限度来判定,临床上传统分度为 3 度。

Ⅰ度:阴道后壁达处女膜缘,但仍在阴道内。

Ⅱ度:阴道后壁已部分脱出阴道口。

Ⅲ度:阴道后壁全部脱出阴道口外。

(三)诊断

妇科检查时发现膨出的阴道后壁,阴道后壁膨出的诊断和分度并不困难。

(四)治疗

仅有阴道后壁膨出而无症状者,不需治疗。有症状的阴道后壁膨出伴会阴陈旧性裂伤者,应行阴道后壁及会阴修补术,加用医用合成网片或生物补片以加强修复效果,对重度膨出修复有减少复发的作用。

二、护 理

(一)护理诊断

1. 知识缺乏　缺乏阴道后壁膨出的相关知识。

2. 舒适的改变　与阴道后壁膨出引起的不适有关。

(二)护理措施

1. 心理护理　阴道后壁膨出给妇女行动带来极大不便,多数患者羞于启齿,焦虑不安,害怕手术,影响睡眠,使血压升高,护士应积极和患者交流,倾听患者诉说,讲解阴道后壁膨出的相关知识,解除患者疑虑,增加治疗的信心。

2. 手术治疗的护理　有症状者行阴道后壁修补术,积极进行术前准备,术后按阴部手术护理(详见阴部手术患者的一般护理)。

3. 健康指导

(1)保持外阴清洁,防止感染。避免负重及长久蹲、坐、立,多食富含纤维素食物,新鲜蔬菜和水果,保持大便通畅。

(2)避免感冒、咳嗽及重体力劳动。

(3)术后 3 个月内禁止性生活及盆浴。

(4)术后 3 个月门诊复查。如有阴道出血及异常分泌物及时来院就诊。

第三节　子宫脱垂

> ➕ **案例分析**
>
> 　　某老年妇女,65 岁,孕 4 产 3,绝经 10 年。自觉腰骶部坠痛,排便时有块状物自阴道口脱出 1 年来诊。妇科检查见外阴萎缩,阴道黏膜增厚,子宫颈肥大,嘱患者用力屏气后见子宫颈脱出阴道口外,子宫体仍在阴道内。
>
> 　　问题:
>
> 　　1. 该患者的临床诊断是什么?
>
> 　　2. 如何治疗及护理该患者?

一、疾病概要

子宫从正常位置沿阴道下降,子宫颈外口达坐骨棘平面以下,甚至子宫完全脱出于阴道口以外,称为子宫脱垂(图8-1)。子宫脱垂常合并阴道前后壁膨出。

(一)病因

1. 分娩因素　分娩损伤是子宫脱垂的主要原因,特别是多次分娩的经产妇,一旦发生分娩损伤更容易引起子宫脱垂。在分娩过程中,尤其是巨大儿、头盆不称、骨盆狭窄、持续性枕横位、持续性枕后位的试产过程中,如果有第二产程延长或进行阴道手术助产,盆底肌、筋膜和子宫韧带出现过度伸展甚至断裂,而产后未及时进行有效的修补,均可引起子宫脱垂。第一产程提前屏气应用腹压、产褥期过早负重、多次分娩等均可增加子宫脱垂的发生机会。

2. 盆底组织因素　部分少女和未产妇女亦可发生子宫脱垂,是因为各种原因导致的盆底组织发育不良,同时可伴有其他部位肌肉、韧带、筋膜的发育不良导致其他脏器如胃下垂。老年女性和长期哺乳以及卵巢切除术后的妇女,因为缺乏雌激素导致盆底组织萎缩退化也可引起或加重子宫脱垂的发生。

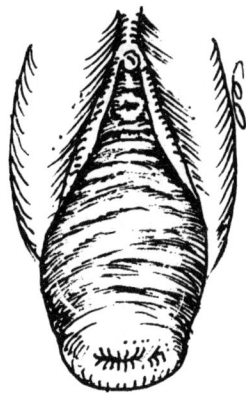

图8-1　子宫脱垂

3. 腹压因素　可见于各个年龄段的女性,如长期慢性咳嗽、便秘、腹腔巨大肿瘤和大量腹水(幼女和老年女性多见);经常超重负荷如举重、长期站立和过度重体力劳动(青壮年女性多见),长期腹压增加,可引起子宫向下移位导致子宫脱垂。

(二)分度

我国目前采用的是 1981 年全国部分省、市、自治区"两病"科研协作组制定的分度方法:让患者取平卧位,向下用力屏气,根据子宫下降最低点的程度进行分度(图8-2)。

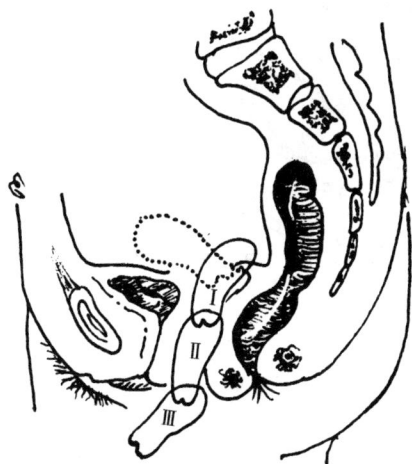

图8-2　子宫脱垂分度

Ⅰ度:轻型,子宫颈外口距处女膜缘<4cm,未达处女膜缘;重型,子宫颈外口已达处女膜缘,未低于处女膜缘(未脱出阴道口)。

Ⅱ度:轻型,子宫颈脱出阴道口以外,但子宫体仍完全在阴道内;重型,子宫颈和部分子宫体脱出阴道口。

Ⅲ度:子宫颈和子宫体完全脱出阴道口以外。

(三)临床表现

1. 症状　Ⅰ度患者多无症状,随病情加重,可逐渐引起下腹部和腰骶部的坠胀和疼痛。Ⅱ度患者在咳嗽、排便或负重时,有块状物从阴道内脱出,最初在平卧休息后块状物可以缩小或消失。随时间延长,直立、行走时也可以发生块状物脱出,并且更加频繁,体积逐渐增大,亦不能自行还纳。脱出的子宫颈和部分子宫体与衣物长期摩擦,可引起溃疡、出血和继发性感染,患者自述脓血性白带增加,白带有臭味,且伴有下腹部和会阴部疼痛。Ⅲ度患者因常伴有严重的阴道前壁膨出,除有上述表现之外,还容易发生尿潴留和压力性尿失禁。

子宫脱垂患者月经往往没有异常改变。在还纳后，可正常受孕甚至分娩。但产后子宫脱垂将进一步加重。

2. 体征　Ⅰ度子宫脱垂患者阴道检查可发现子宫位置降低；Ⅱ度、Ⅲ度患者子宫脱出部分可见充血，局部增生、角化，甚至可见溃疡灶和感染症状，长期病例伴有宫颈管延长和宫颈肥大。

(四)诊断

根据病史和检查，不难做出子宫脱垂的诊断，同时要明确其分度。对于常见的伴发疾病如阴道前、后壁膨出，压力性尿失禁的情况要做出判断。

(五)治疗

无症状者一般不需要治疗。有症状者的治疗方法分为非手术治疗和手术治疗两种。

1. 消除腹压增加的因素　积极治疗慢性咳嗽、便秘，切除腹腔巨大肿瘤，消除大量腹水；合理作息，防止长期站立和过度负重。

2. 加强锻炼　特别是加强针对盆底肌肉的锻炼，增加肌肉张力，有预防和治疗子宫脱垂的双重含义，如进行缩肛运动。

3. 子宫托　是目前最常用的非手术治疗的方法，适用于各度子宫脱垂和伴发阴道前后壁膨出者。多选用喇叭形子宫托(图8-3)。

(1)放托：每天清晨起床排便、洗手后，分开两腿下蹲，手持子宫托柄，使托盘倾斜进入阴道口内，进行适当调节使托盘达宫颈，放妥后，托柄弯度朝前，正对耻骨弓后面(图8-3)。

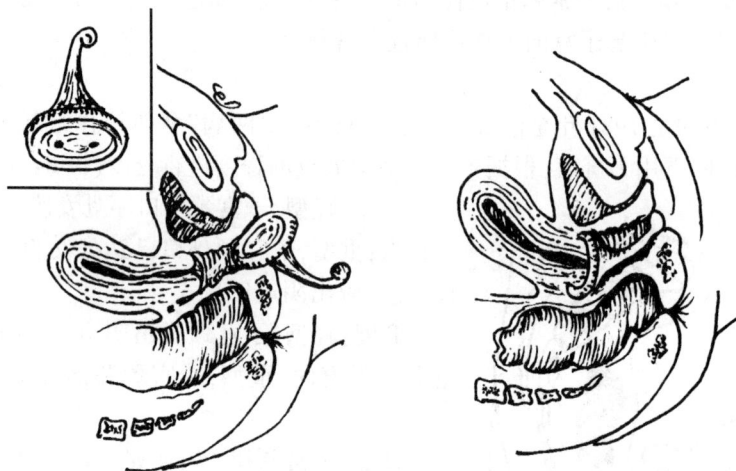

图8-3　喇叭形子宫托

(2)取托：每天晚上睡觉前，洗手后，分开两腿下蹲，手捏子宫托柄并轻轻摇动，待负压解除后向外牵拉，子宫托可顺利地自阴道内滑出。子宫托取出后，洗净放入清洁杯内备用。

(3)注意事项：①在放置子宫托前体内应有一定水平雌激素。绝经患者排除乳腺癌和子宫内膜癌，应用雌激素制剂(最好选择阴道用雌激素霜剂)4~6周后放置大小合适的子宫托，并坚持在放托的过程中持续应用雌激素制剂。②子宫托的大小应因人而异，以放置后无不适感且不自行脱出为宜。③子宫托应在每天清晨起床后放入，每天晚上睡前取出，取出后进行清洁消毒。久置不取可能会引起子宫托嵌顿、生殖道瘘。④放托后应每3~6个月复查1次。⑤月经期、妊娠期停用子宫托。Ⅲ度子宫脱垂伴盆底组织明显萎缩、生殖道有溃疡或炎症者不宜使用子宫托。

4. 手术　根据患者的年龄、生育要求和健康状况,选择适当的手术方式。手术目的是修复盆底组织,恢复正常张力以达到纠正子宫位置的作用。如阴道前后壁修补术、阴道纵隔形成术是修复盆底组织,而主韧带缩短术和子宫、阴道悬吊术是直接矫正子宫位置。对于年龄较大、无生育要求的Ⅱ、Ⅲ度子宫脱垂患者可以考虑经阴道子宫全切除。

重点提示

> 子宫托是治疗子宫脱垂患者最常用的非手术治疗方法。

二、护　　理

(一) 护理诊断

1. 焦虑　与缺乏相关知识、担心癌变、子宫脱垂后引起的不适和对日常生活、工作的影响有关。

2. 舒适的改变　与子宫脱垂引起的疼痛、溃疡和继发感染有关。

3. 组织完整性受损　与子宫脱出部分和衣物长时间摩擦、挤压发生糜烂、溃疡有关。

4. 有感染的危险　与子宫脱垂、阴道壁膨出引起宫颈炎、阴道炎有关。

(二) 护理措施

1. 心理护理　积极和患者交流,倾听患者诉说,帮助选择合适的体位,介绍子宫脱垂,普及相关知识,解除患者疑惑和顾虑,增加治疗的信心。

2. 子宫托治疗的护理　教会患者放取子宫托的方法,告知使用子宫托的注意事项。

3. 手术护理

(1)积极进行术前准备(详见阴部手术的一般护理)。

(2)术后按阴部手术护理。卧床休息1周,留置导尿管10~14d,预防便秘和咳嗽,做好外阴清洁护理工作。注意观察患者生命体征和症状改善情况。

4. 健康指导

(1)告知患者避免重体力劳动,积极治疗腹压增加的原发性疾病。

(2)指导患者做健身操,如缩肛运动,可加强盆底肌肉、筋膜的张力。

第四节　压力性尿失禁

案例分析

某女性患者,65 岁,绝经 10 年,孕 5 产 4。自述咳嗽时出现尿液溢出 1 个月。取膀胱截石位,嘱患者咳嗽,见有尿液自尿道口溢出;按压阴道前壁尿道两侧后,再嘱患者咳嗽未见溢尿现象发生。

问题:

1. 该患者首先考虑是什么疾病?

2. 应该如何治疗? 如何护理?

一、疾病概要

尿失禁是妇女的常见症状,多见于老年女性。尿失禁种类众多,以压力性尿失禁最常见,可占 50% ~ 70%。压力性尿失禁是指在腹压增加时膀胱颈和尿道不能维持足够的压力,尿液不可控制地溢出,严重者在休息时亦可发生。

(一)病因

1. 盆底肌肉的损伤　和分娩损伤有直接关系,特别是多产、密产和难产者更容易发生,故本病多见于子宫脱垂合并阴道前壁膨出者。

2. 盆底肌肉的发育不良　某些未产青壮年女性出现压力性尿失禁,提示本病和盆底肌肉先天发育不良有关。

3. 盆底肌肉退化　某些未产老年女性也会发生压力性尿失禁,提示与衰老引起的盆底肌肉退化关系密切。常在绝经后发生,与女性激素的减少有关系。

4. 尿道括约肌功能丧失和尿道功能不协调　与局部神经损伤、供血减少、瘢痕形成等引起尿道括约肌松弛和尿道功能不协调有关。如子宫切除者发生压力性尿失禁,与此有关。

女性盆底组织,特别是尿道括约肌和肛提肌,对于维持尿道压力和控制排尿起到重要的作用,上述 4 个因素都和盆底组织张力的降低而引起压力性尿失禁的发生有关。

5. 长期腹压增加　经常便秘、慢性咳嗽以及肿瘤压迫等长期腹压增加也是引起或加重压力性尿失禁的重要诱因。

(二)临床表现

患者最初表现为在腹压增加时有尿液不可控制地从尿道溢出,如咳嗽、负重、打喷嚏等。后来发展到在静息状态下,也会出现尿液溢出。

重点提示

压力性尿失禁患者最初表现为在腹压增加(如咳嗽、负重、打喷嚏)时有尿液不可控制地从尿道溢出。

(三)诊断

1. 病史 尿失禁不是一种病,是患者主诉的一种症状,可以单独出现,也可以和其他疾病同时存在。要了解与之有关的合并症,比如盆腔脏器的脱垂等。此外,患者以前的生育史、盆腔手术史、有无产伤以及有无盆腔放疗等相关病史也需要详细询问。

2. 查体 检查时患者不排尿,取膀胱截石位。嘱其咳嗽,若观察到有尿液溢出,用示指、中指分别压迫阴道前壁尿道两侧,再嘱其咳嗽,若尿液不再溢出,说明有压力性尿失禁(图 8-4)。

3. 辅助检查

(1)咳嗽试验:患者排尿后,向其膀胱内注入无菌生理盐水,一般 250ml,然后嘱患者直立位,用力屏气或咳嗽以增加腹压,如果能看到尿液溢出则为阳性。

(2)静止行膀胱测压:该检查能评估膀胱的容量、顺应性以及收缩情况。患者排尿后进行膀胱灌注。一般当膀胱内充盈液体至 100

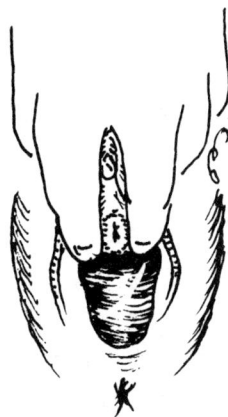

图 8-4 压力性尿失禁
检查方法

~200ml 时,患者会有初始的尿意;至 300~400ml 时,患者开始感觉到不舒服;当充盈至患者膀胱实际容量时,患者会出现真正的排尿急迫感。成人平均膀胱容量为 450~500ml。压力性尿失禁的患者膀胱可灌注量明显减少。

(3)膀胱镜检查:可以发现尿动力学无法发现的引起压力性尿失禁的其他问题,如膀胱憩室、结石、肿瘤以及其他异物等。

(四)治疗

1. 非手术治疗

(1)药物治疗:①拟肾上腺素药,通过兴奋交感神经,增强尿道平滑肌收缩、提高尿道阻力,达到治疗目的,常用药物为麻黄碱;②丙米嗪,本为抗抑郁药,也具有抑制膀胱收缩和增加尿道阻力的作用,特别适合尿道关闭不全和尿道功能不协调引起的压力性尿失禁;③雌激素,对雌激素缺乏的轻度压力性尿失禁有效,而对正常激素状态及尿失禁较重者效果较差,一般与拟肾上腺素药合用可增强治疗效果。拟肾上腺素药有增高血压的作用,老年患者特别是高血压病患者应该注意;丙咪嗪用药期间应该有精神科医师指导;雌激素要排除乳腺癌、子宫内膜癌和其他禁忌证后才能应用。

(2)盆底肌肉锻炼:目的是重建和加强盆底控制排尿的肌肉组织。具体方法有缩肛运动、阴道缩合运动、模拟中断排尿动作练习等。最简单方法是缩肛运动,每收缩 5s 后放松,反复进行 15min,每日 3 次,4~6 周为 1 个疗程。对于中重度盆底肌肉损伤者,可结合电刺激疗法进行。

（3）电刺激疗法：用特定参数的电流，刺激盆腔组织器官或支配它们的神经纤维，通过对效应器（膀胱、尿道）的直接作用，或对神经通路活动的影响，改变膀胱和（或）尿道的功能状态，以改善储尿或排尿功能。每日治疗 2 次，共 8~12 周。

（4）其他：包括尿道、膀胱颈周围注射硬化剂，人工尿道括约肌植入，长期留置导尿管等，主要用于手术失败和其他治疗方法效果不良者。

2. 手术治疗

（1）阴道前壁修补术：是目前治疗压力性尿失禁常用的手术方式，最适合合并阴道前壁膨出需要修补的轻度压力性尿失禁患者。

（2）尿道-膀胱颈悬吊术：根据患者情况，有多种术式可以选择，如经阴道尿道膀胱颈筋膜缝合术、耻骨后尿道固定悬吊术及经阴道尿道悬吊术等。

二、护 理

（一）护理诊断

1. 焦虑　与压力性尿失禁本身及其对工作和生活的影响有关。

2. 知识缺乏　缺乏压力性尿失禁相关知识。

3. 自我形象紊乱　与压力性尿失禁引起的身体异味有关，甚至可引起患者社交障碍。

4. 有感染的危险　与尿失禁引起的外阴部皮肤感染、湿疹有关。

（二）护理措施

1. 心理护理　护士必须注意工作态度，绝不能因为患者身上有异味而疏远患者。通过和患者交流，了解其心理变化，进行针对性的解答和正面鼓励，同时向患者介绍压力性尿失禁的有关知识，解除患者的心理顾虑，增强治疗信心。

2. 协助检查　压力性尿失禁往往伴有其他疾病，明确诊断需要烦琐的检查。护士应该热心地帮助患者，详细解释各项检查的意义、作用、方法和注意事项，协助患者完成检查，以明确诊断。

3. 术前护理

（1）加强外阴部清洁护理，应用 1：1000 苯扎溴铵溶液进行外阴擦洗，每日 2 次；必要时应用抗生素以防治感染。

（2）遵照医嘱，指导患者用药，并观察药物治疗效果，防止出现不良反应。指导患者进行盆底肌肉锻炼，协助进行电刺激疗法。

（3）需手术治疗者，按阴部手术的一般护理进行术前准备。

4. 术后护理　按阴部手术的一般护理进行术后观察和护理工作。

5. 健康指导

（1）盆底肌肉锻炼应尽早、足量进行。

（2）药物治疗者，需定期复查，评估治疗效果和药物的不良反应。对于效果不理想者，尽快安排手术治疗。

第五节　生殖道瘘

> ➕ **案例分析**
>
> 　　赵女士,45岁,因宫颈癌Ⅲa期行盆腔内放疗,1个月后出现阴道漏尿,尿液随时不可控制地从阴道漏出。
>
> 　　问题:
>
> 　　1. 赵女士所患疾病应该是什么?
>
> 　　2. 为了明确诊断,需要做什么检查?如何进行治疗和护理?

一、疾 病 概 要

　　生殖道瘘是指生殖器官与邻近器官之间形成了异常通道。以尿瘘最常见,此外,还有粪瘘、子宫腹壁瘘等(图8-5)。本节仅介绍最常见的尿瘘。

　　尿瘘是指生殖器官与泌尿道之间形成了异常通道,按照瘘管的发生部位可分为膀胱-阴道瘘、尿道-阴道瘘、膀胱-尿道-阴道瘘、膀胱-宫颈瘘等,以膀胱-阴道瘘最常见。

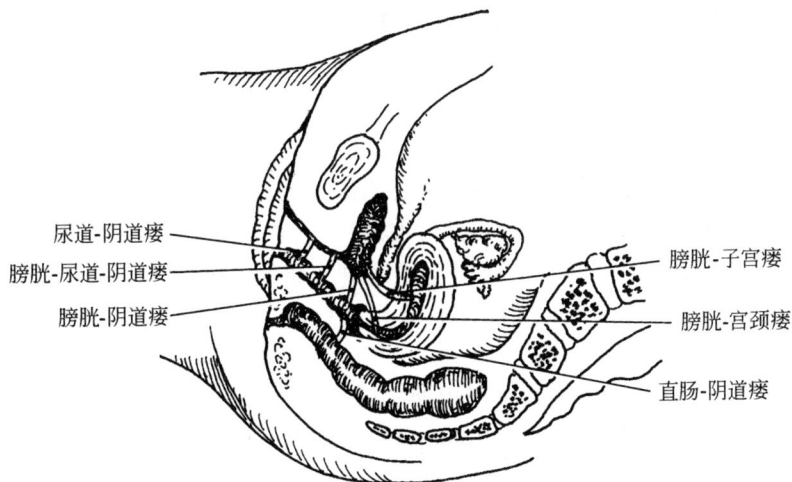

尿道-阴道瘘
膀胱-尿道-阴道瘘
膀胱-阴道瘘
膀胱-子宫瘘
膀胱-宫颈瘘
直肠-阴道瘘

图8-5　生殖道瘘

(一)病因

　　1. **产伤**　产伤是引起尿瘘的主要原因,特别是以前农村家庭接生时,90%以上的尿瘘都是产伤所致。经阴道分娩过程中,如果出现骨盆狭窄、头盆不称、宫缩乏力而试产时间过长,胎头和耻骨联合长时间压迫阴道前壁、宫颈、尿道和膀胱等软组织将引起缺血、坏死,坏死组织脱落而导致尿瘘,此为坏死型尿瘘;另外一种是损伤型尿瘘,见于剖宫产和阴道助产手术,由于操作不当导致相关组织损伤而引起的尿瘘。

　　2. **妇科手术损伤**　无论腹部手术还是阴部手术,由于手术视野不清、操作动作粗暴或局部组织分离过度都将损伤输尿管、膀胱和尿道等,若没有及时修补或修补失败,亦会引起尿瘘。

3. 其他

(1)其他疾病的影响:如生殖泌尿道结核、恶性肿瘤等,发展到一定程度,将引起局部组织坏死形成尿瘘;外伤也可引起尿瘘。

(2)治疗不当:如盆腔放疗、放置子宫托、阴道用药不当等都可以引起尿瘘。

> **重点提示**
>
> 尿瘘的主要原因是产伤。

(二)临床表现

1. 漏尿　是患者的主要表现,具体特征因尿瘘类型不同而有所不同。坏死型尿瘘一般在产后 3~7d,坏死组织脱落后开始漏尿;损伤型尿瘘在手术后即可发生,剖宫产引起的尿瘘一般在拔除导尿管后才可发现。膀胱阴道瘘常表现为不能控制排尿,尿液由阴道漏出;而尿道-阴道瘘仅在膀胱充盈后排尿时发生漏尿,尿液既从尿道排出,也从阴道漏出。

2. 局部感染　因频繁漏尿,内衣呈浸湿状态,长时间刺激皮肤,引起外阴炎,严重者臀部、大腿内侧也可累及,甚至形成大片湿疹;尿液从阴道漏出,破坏了阴道的自净机制,降低阴道抵抗力而引起生殖道炎症。阴道微生物也可通过瘘管侵犯泌尿道引起感染,患者出现尿路刺激征。

3. 月经失调　个别患者出现闭经或月经减少,具体原因尚不清楚。

(三)诊断

典型病例诊断不难,但诊断尿瘘的同时需要明确瘘管的部位、大小、周围瘢痕以及病变对膀胱、尿道和阴道的影响。除了仔细的妇科检查以外,还需要进行以下辅助检查。

1. 亚甲蓝试验　将 200ml 稀释的亚甲蓝溶液进行膀胱灌注,然后观察阴道流液情况:若蓝色液体自阴道壁小孔溢出,为膀胱-阴道瘘;自宫颈口溢出,为膀胱-宫颈瘘;而阴道内流出的若是清亮尿液,则为输尿管-阴道瘘。

2. 膀胱镜、输尿管镜检查　膀胱镜可以明确瘘管的位置和数目,同时可了解膀胱内有无炎症、结石及憩室等。输尿管镜检查可以明确输尿管瘘的位置。

3. 排泄性尿路造影　禁饮 12h,并进行充分的肠道准备后,静脉注射 76% 泛影葡胺 20ml,在注射后 5min、15min、30min、45min 分别进行摄片,以了解双侧肾功能和输尿管有无异常,用于诊断输尿管-阴道瘘、结核性尿瘘及先天性输尿管异位。

(四)治疗

手术治疗是尿瘘的常规治疗方法。根据尿瘘的具体情况,选择不同的时间、手术途径进行手术修补。只要积极术前准备,加强术后护理,一般都可治愈。对于年老体弱、不能耐受手术者,可应用尿液收集器等方法进行非手术治疗。

二、护　　理

(一) 护理诊断

1. 焦虑　与尿瘘对工作和生活的影响有关。

2. 舒适的改变　与尿瘘引起外阴炎、尿路刺激征有关。

3. 组织完整性受损　与长期漏尿引起的皮肤炎症、湿疹有关。

4. 自我形象紊乱　与尿瘘引起的身体异味有关。

5. 有感染的危险　因尿液的刺激出现外阴炎、瘘管的存在引起尿道、生殖道感染。

(二) 护理措施

1. 心理护理　护士必须注意工作态度,绝不能因为患者身上有异味而疏远患者。向患者介绍尿瘘的有关知识,使其了解尿瘘发生的原因、治疗方法和预后。通过和患者交流,了解其心理变化,进行针对性的解答和正面鼓励,解除患者的心理顾虑,增强治疗信心。

2. 术前护理

(1) 术前 3～5d 应用 1∶5000 高锰酸钾溶液进行坐浴。

(2) 鼓励患者多饮水,可以降低尿液浓度,减少对外阴皮肤的刺激,同时有防治尿路感染的作用。

(3) 遵医嘱用药。如外阴湿疹者坐浴后局部涂抹氧化锌软膏,待湿疹痊愈后方可进行手术;老年妇女或闭经患者,术前服用雌激素制剂半个月,促进阴道上皮增生,有利于伤口愈合;术前当日起开始应用抗生素预防感染;必要时术前应用地塞米松促进瘘管周围瘢痕组织软化。

(4) 其他按妇科腹部、阴部手术的一般护理进行术前准备。

3. 术后护理　除按妇科手术的一般护理进行之外,还应特别注意以下几点。

(1) 术后一般留置导尿管 10～14d。预防泌尿系统感染,注意做到每日补液量不少于 3000ml;及时更换尿袋;加强外阴部清洁消毒工作。

(2) 拔除尿管后,指导患者 1～2h 排尿 1 次,并逐步延长排尿间隔时间。注意观察有无漏尿现象发生。

(3) 遵照医嘱应用抗生素预防感染。术前服用雌激素制剂者,术后继续应用 1 个月。

4. 健康指导

(1) 有月经来潮者,应在月经干净后 3～7d 手术。

(2) 术后多饮水,保持尿量充足。

(3) 术后注意休息,3 个月内禁止性生活和重体力劳动。

(4) 手术失败者,3 个月后安排第 2 次手术,期间积极防治泌尿系统感染和外阴部皮肤炎症。

讨论与思考

1. 某女性患者,26 岁,足月妊娠自然分娩,产后 5 个半月,体检时发现阴道前后壁膨出(Ⅰ度),询问如何治疗。

2. 某女性患者,55 岁,自述有腹部下坠感、腰酸痛,外阴摩擦异物感,排便困难 1 个月就诊。患者近 1 个月来每次排便时需用纸巾下压阴道后壁方能排便。经检查诊断为阴道后壁膨出(Ⅱ度),应如何护理和健康指导?

3. 某女性患者,40岁,自述咳嗽、排便困难时阴道有块状凸出物脱出7年。伴有腹部下坠感及腰骶部酸痛感。11年前自然分娩一女婴。现患者情绪低落,心情苦闷。妇科检查:嘱患者屏气,可见子宫颈脱出阴道口,子宫体仍在阴道内。

问题:

(1)该患者子宫脱垂临床分度为几度?

(2)该患者如何进行护理?

4. 某女性患者,62岁,主诉:在咳嗽、打喷嚏、奔跑时溢尿20余年,加重1年。既往有慢性气管炎病史;有难产史(产钳助产)。妇科检查见子宫脱垂(Ⅰ度重型)。泌尿系统检查,膀胱内压正常,膀胱逼尿肌稳定。尿道压力测试:在膀胱充盈状态下,站立位可见随咳嗽尿液溢出。

问题:

(1)尿失禁的原因有哪些?

(2)考虑是哪种类型的尿失禁?

(3)建议采用哪种治疗方法?

(4)盆底肌训练如何进行?

5. 李某,45岁,因子宫全切术后漏尿50d就诊。50d前患者因子宫肌瘤在外院行子宫全切术,术后即发生漏尿,尿液由阴道漏出,不能控制排尿。体检心肺无异常。妇科检查:外阴及大腿内侧皮肤湿疹。阴道窥器检查阴道黏膜无充血,阴道残端愈合好,在残端中央部位见一直径5mm瘘孔,并见尿液自残端部瘘孔溢出。双合诊检查盆腔空虚。诊断:尿瘘。

问题:

(1)为明确瘘管的部位,需要进行哪项辅助检查?

(2)产生尿瘘的原因是什么?

(3)如明确为膀胱-阴道瘘,拟行经腹膀胱内手术修补,其术前准备及术后护理有哪些?

(朱 英)

第 **9** 章

不孕症与辅助生殖技术患者的护理

学习要点

1. 不孕症的概念、病因及诊断程序。
2. 常见辅助生殖技术。

第一节 不　孕　症

✚ **案例分析**

　　某女性患者,28 岁,结婚 3 年未孕就诊。该女士月经一直不规律,连续 3 个月自行测基础体温,呈单相体温曲线。婚后性生活正常,未避孕。体格检查:发育正常,营养中等。甲状腺无明显肿大。心、肺、肝、脾无异常。外阴已婚未产式,阴道通畅,阴道黏膜无充血,宫颈光滑,宫体前位、大小及形态正常、质韧、活动好、无压痛,双侧附件无异常。

　　问题:

1. 该女士应该诊断什么?
2. 怎样查找病因?

一、疾 病 概 要

　　不孕症是指同居 1 年,虽有正常性生活,未避孕却未受孕者。分为原发性不孕和继发性不孕。原发性不孕是指未避孕而从未妊娠者。继发性不孕是指曾有过妊娠而后性生活正常,未避孕连续 1 年未妊娠者。

(一)病因

　　引起不孕症的原因可以是女方因素,也可以是男方因素和双方共同因素。

1. 女方因素　占不孕症的60%。

(1)排卵障碍:各种情况引起的卵巢排卵障碍,占25%。常见情况有下丘脑-垂体-卵巢轴功能紊乱、卵巢病变(卵巢发育不良、卵巢功能早衰和功能性肿瘤等)和肾上腺、甲状腺功能异常。

(2)输卵管因素:输卵管阻塞、管腔狭窄以及输卵管蠕动和黏膜层纤毛摆动能力降低,是女性不孕的最常见原因,占1/3。主要是各种病原体感染引起的输卵管慢性炎症。输卵管发育异常、盆腔粘连等也可引起不孕症。

(3)子宫、宫颈因素:子宫畸形和影响子宫内膜的各种病变如内膜炎症、结核、息肉、宫腔粘连及黏膜下子宫肌瘤等均能影响受精卵植入,引起不孕;宫颈慢性炎症引起的宫颈口狭窄、宫颈黏液异常以及宫颈免疫功能异常等均能影响精子通过,引起不孕。

(4)阴道因素:阴道炎症如滴虫阴道炎,阴道毛滴虫影响精子在阴道内存活,可导致不孕。

2. 男方因素　占不孕症的30%,主要表现为生精和输精障碍。

(1)生精障碍:少精、无精、精子畸形率高,如隐睾、睾丸发育不全、睾丸结核、腮腺炎、精索静脉曲张、睾丸萎缩等可以影响精子的产生或降低精子的质量;男性免疫功能失调产生抗精子抗体,导致精子发生凝集而引起不孕。

(2)输精障碍:外生殖器异常、阳痿、早泄等引起的性功能异常,逆行射精、精液液化异常等影响精子正常进入女性生殖道。

3. 双方因素　占不孕症的10%。包括缺乏性生活知识、精神过度紧张及免疫因素等。免疫因素包括同种免疫和自身免疫。前者如女性产生抗精子抗体、抗精浆抗体和抗受精卵抗体,影响受精和受精卵植入而引起不孕;后者如男性产生抗精子抗体、女性产生抗透明带抗体,分别引起精子自凝和阻止精子受精引起不孕。

重点提示

凡婚后未避孕、有正常性生活、同居1年而未曾受孕者,称为不孕症。治疗和护理不孕症的关键在于查找病因。

(二)检查和诊断

1. 女方检查

(1)询问病史:详细询问既往月经、孕育情况和其他与不孕有关的病史。

(2)体格检查:包括全身检查和盆腔检查,重点是生殖器官和乳房的发育及病变情况,第二性征是否正常。

(3)辅助检查:①卵巢功能检查。判断排卵情况,根据患者具体情况不同可选择经前诊断性刮宫、基础体温测定、宫颈黏液检查、阴道脱落细胞学检查、女性激素测定以及B超监测卵泡发育及排卵等。②输卵管通畅检查。包括输卵管通液试验、子宫输卵管(超声)造影等。子宫输卵管碘油造影是目前应用最广泛的输卵管通畅检查项目,不但可以明确病变部位,还具有一定的治疗作用。③其他。如宫腔镜(了解宫腔病变和子宫畸形)、腹腔镜(了解盆腔情况,进行输卵管亚甲蓝通液)和性交后试验以及宫颈黏液、精液相合试验(了解精子的穿透力)。

2. 男方检查　检查程序同女方,了解既往病史和性生活情况,进行生殖器官检查并做精液常规检查。正常精液量为 2~6ml,平均 3ml;pH 为 7.0~7.8;室温环境 5~30min 完全液化;精子密度 $20×10^9/L~200×10^9/L$,精子活率>50%,畸形率≤20%。

(三)女性不孕的治疗

1. 一般治疗　加强身体锻炼,改善体质;调节饮食,纠正营养不良;戒烟戒酒,养成健康规律的生活习惯。做到心态平和、情绪平稳;掌握排卵期的预测,选择排卵期间性交。

2. 对因治疗

(1)治疗生殖道器质性病变,如治疗输卵管慢性炎症及阻塞,治疗阴道炎、子宫病变、卵巢肿瘤、子宫内膜异位症、生殖器结核等。

(2)诱发排卵。①氯米芬:为诱发排卵首选药物,适用于体内有一定雌激素水平且下丘脑-垂体轴反馈机制健全的患者。月经周期的第 5 日开始,每日口服 50mg(最大剂量为每日 150mg),连用 5d,3 个周期为 1 个疗程。用药后利用 B 超监测排卵,卵泡发育成熟后一次肌内注射人绒毛膜促性腺激素 5000U,36~40h 后自发排卵。排卵后每日肌内注射黄体酮 20~40mg 或隔 3d 肌内注射人绒毛膜促性腺激素 2000U,支持黄体功能。②人绒毛膜促性腺激素(hCG)。常在促卵泡发育成熟后,一次肌内注射人绒毛膜促性腺激素 5000~10 000U,诱发排卵。③尿促性素(HMG)。于月经周期的第 2~3 日开始,每日或隔日肌内注射尿促性素 75~150U,直至卵泡成熟。用药期间利用 B 超和血雌激素水平监测卵泡发育情况,卵泡发育成熟后一次肌内注射人绒毛膜促性腺激素 5000~10 000U,促进排卵和黄体形成。④黄体生成激素释放激素(LHRH)。LHRH 脉冲疗法适用于下丘脑性无排卵。采用微泵脉冲式静脉注射,脉冲间隔时间为 90min,连续脉冲用药 17~20d。⑤溴隐亭。适用于高泌乳素血症导致的排卵障碍。从每日 1.25mg 开始,酌情加量至每日 2.5mg,分 2 次口服,血催乳激素水平降至正常后继续用药 1~2 年,每 3~6 个月复查血催乳激素水平。

(3)免疫性不孕的治疗。对抗磷脂抗体综合征阳性的自身免疫性不孕患者,采用泼尼松每次 10mg,每日 3 次,阿司匹林每日 80mg,孕前及孕中期长期服用,防止反复流产及死胎发生。

(4)辅助生殖技术。包括人工授精、体外受精与胚胎移植等(见下一节)。

二、护　理

(一)护理诊断

1. 知识缺乏　缺乏不孕症的相关知识。

2. 焦虑　与不孕症的长期复杂诊治过程和治疗效果的不确定性有关。

3. 自尊紊乱　与因不孕来自家庭和社会的巨大压力有关。长此以往,甚至可引起家庭破裂和患者精神失常。

(二)护理措施

1. 知识宣教　讲解生殖器、性生活和受孕知识,包括生殖器解剖结构、受孕过程、排卵期以及快乐心态和健康规律生活对生育的影响等。

2. 心理护理　通过心理护理,解除患者过度紧张、焦虑情绪,有助于恢复卵巢排卵功能。鼓励患者树立信心、端正态度,坚持完成系统规范的治疗。对于治疗失败的患者,重点介绍辅助生殖技术和收养子女的可能。总之,解除消极情绪,培养患者积极面对人生,实现自己的人生价值。

3. 协助诊治 向患者讲明诊治项目的必要性、操作方法和注意事项,取得她们的配合,为她们提供必要的支持和帮助,使诊治得以顺利地进行。对于进行输卵管通畅检查的患者,告知检查时间和注意事项。对于排卵障碍的患者,遵照医嘱选用氯米芬、人绒毛膜促性腺激素、尿促性素诱发排卵,告知患者用药方法和监测项目。

4. 健康指导 积极锻炼身体,增强体质;合理膳食,防止营养不良;加强经期卫生保健,积极防治生殖道炎症;严格计划生育,杜绝意外妊娠和人工流产。

第二节 辅助生殖技术

案例分析

李某,35 岁。结婚 9 年未孕就诊。患者月经正常,性生活正常,婚后未采取任何避孕措施。曾服用 2 年中药治疗不孕,治疗无效。行子宫输卵管造影检查发现:左侧输卵管通而不畅,右侧输卵管通畅。在医生指导下药物促排卵、监测卵泡发育,2014 年 4 月 4 日,李某在医院完成了人工授精,人工授精 16d 后检查血 hCG 升高,人工授精术后 32d B 超检查见单孕囊、胎芽及胎心搏动。

问题:

1. 什么是人工授精?
2. 人工授精后的健康指导有哪些?

一、疾病概要

辅助生殖技术是治疗不孕症的重要手段,特别是对传统方法不能治愈的不孕症有着重要的不可替代的作用。在个别地区,辅助生殖技术因道德和社会伦理问题难以推广应用;同时,辅助生殖技术也面临着滥用的风险。对辅助生殖技术,我们要有全面的客观认识。常用的辅助生殖技术有人工授精、体外受精与胚胎移植及其衍生技术。

(一) 人工授精

人工授精是指通过非性交方式,将精子放入女性生殖道使其受孕的技术,现多进行宫腔内人工授精。适用于性交不能、宫颈性不孕症和配偶少精、无精者。分为丈夫精液人工授精和供精者精液人工授精。为提高受孕率,常对女性进行促排卵处理。患者可能引起卵巢过度刺激综合征,若精液处理不当可引起盆腔感染。此外多胎妊娠的发生率明显升高。

(二) 体外受精与胚胎移植

体外受精与胚胎移植,俗称"试管婴儿",主要步骤包括药物刺激卵巢、监测卵泡至发育成熟、取卵、体外受精、胚胎移植和移植后处理。适用于排卵障碍、输卵管异常、子宫内膜异位症、宫颈因素、男性因素不孕及其他不明原因的不孕症。除了容易发生卵巢过度刺激综合征、多胎妊娠以外,流产和异位妊娠也是常见的并发症。

(三) 其他衍生技术

重点提示

常用的辅助生殖技术有：人工授精、体外受精与胚胎移植及其衍生技术。

二、护　　理

(一) 护理诊断

1. 知识缺乏　缺乏辅助生殖技术的相关知识。

2. 焦虑　与复杂漫长的治疗过程、巨额经济负担和治疗前景的不确定性有关。

3. 恐惧　与治疗最终结果失败有关。

(二) 护理措施

1. 心理护理　借助人工辅助生殖技术进行受孕的患者，几乎都是进行了漫长的常规治疗无效的患者。在过去的治疗过程中，早就消耗了大量的宝贵精力、热情，留下的是疲惫、失望、疑惑以及仅存的最后一丝希望，心理状态普遍不理想，这就为心理护理提供了施展空间。采取各种措施鼓励患者，坚定治疗信心，坚持进行治疗成了心理护理的主要内容和出发点。

2. 知识宣教　由于人工辅助生殖技术专业性强，患者普遍缺乏相关知识。护士在工作中，应该详细介绍有关内容，使患者了解相应辅助生殖技术的目的、方法和注意事项，充分保障患者的知情权。

3. 协助诊治　给患者切实有效的帮助，辅助完成对应的诊疗项目。加强术后的监护和护理，使患者顺利度过术后恢复期，指导患者定期随访。

4. 健康指导　术后卧床，避免感冒，禁止盆浴和性生活；加强外阴清洁，预防感染；按时服药；注意阴道出血和腹痛；定期复诊。

讨论与思考

1. 26 岁不孕症妇女，月经 5/28 天，量中，无痛经，妇科检查：正常盆腔。其丈夫 28 岁，有腮腺炎病史，首要的检查是什么？如何进行健康指导？

2. 某女性患者，34 岁，不孕症、重型子宫内膜异位症，配偶正常，传统办法未能治愈。

问题：

(1) 造成不孕的原因是什么？

(2) 哪项辅助生殖技术对该患者最适宜？

（朱　英）

第10章

妇科手术患者的护理

学习要点
1. 腹部手术患者的术前准备。
2. 腹部手术和阴部手术患者的术后护理。

第一节　妇科腹部手术患者的一般护理

一、概　述

妇科手术按照手术的急缓程度分为急症手术、限期手术和择期手术。如卵巢肿瘤蒂扭转手术属于急症手术,生殖器官恶性肿瘤手术属于限期手术,子宫肌瘤手术属于择期手术。按照手术途径和方式分为腹部手术和阴部手术。常见的妇科腹部手术包括剖腹探查术、(次)全子宫切除术、附件切除术、(次)广泛性子宫切除术、盆腔淋巴清扫术、肿瘤细胞减灭术、输卵管结扎术等。常见的阴部手术包括前庭大腺脓肿切开引流术、阴道前后壁修补术、经阴道子宫切除术、会阴Ⅲ度裂伤修补术和外阴癌根治术等。

妇科手术是治疗妇科疾病的主要手段之一,在很多妇科疾病的治疗过程中具有不可替代的重要作用。同时,妇科手术对患者也有着难以避免的创伤。因此,术前全面评估手术的必要性和可行性,评估手术的利与弊以及手术预后非常重要。术前评估需要妇科医师和护士的共同参与。充分做好术前准备和术后护理是妇科护士的重要工作,是保障妇科手术顺利进行和患者术后如期康复的前提。术前护理评估主要包括以下内容。

1. 询问病史　询问患者的现病史、月经史、婚育史、手术史、输血史、过敏史、家族史等,了解饮食、睡眠、排便情况。特别要明确月经的情况,目前是否临近月经来潮;有无影响手术的心血管系统、呼吸系统、内分泌系统等的病变及程度,如原发性高血压病、心脏病、哮喘、糖尿病、甲状腺功能亢进症等,患者的一般情况如何,有无营养不良和贫血等,目前的病情、程度及影响,即将实施的手术方案、实施时间以及患者对手术的态度和心理状态,必要时和医师一起共同讨论,获取准确客观的资料。

2. 护理查体　进行护理查体,观察患者的一般情况并测定生命体征,判断生命体征是否平稳;观察目前疾病的体征,了解病情及程度;评估心、肺、肝、肾等重要脏器的功能状态,判断患者对手术的耐受力。

3. 协助完成辅助检查　按照医嘱,协助患者完成辅助检查。实验室检查项目一般包括血、尿、大便常规,凝血功能检查,空腹血糖、血脂、电解质测定和肝肾功能检查,必要时进行宫颈细胞学检查、肿瘤标志物、hCG 测定和血型鉴定、交叉配血试验;器械检查项目一般包括肝、胆、胰、脾、双肾、生殖器官 B 超、胸部 X 线摄片检查,心电图等。

术后评估的程序同术前评估,重点在术后观察与监测(具体内容详见术后护理),辅助检查多为血常规,了解术后有无贫血和感染的情况。

二、围术期患者的心理

(一) 术前心理

因为患者所患疾病的种类和性质不同,手术治疗的方案和手术预后不同,患者的心理感受也不尽相同。一般来讲,术前患者的心理状态包括以下几种情况:

1. 焦虑　无论所患疾病是良性还是恶性,因为疾病和手术会对身体健康和正常生活、工作造成不同程度的影响,患者普遍会出现焦虑心理。特别是文化程度低,缺乏相关知识的患者,焦虑现象更加突出。此外,手术方案的多样性增加了患者的抉择困难,进而加重了患者的焦虑。

2. 恐惧　如果是恶性肿瘤或其他对生命有严重威胁的疾病,自诊断明确以后,患者普遍处于恐惧状态。随着时间的延长,恐惧心理可能慢慢弱化,而转变为消极悲观和绝望的心理。

3. 紧张　术前患者最普遍的心理是紧张。随着手术时间的临近,紧张情绪将越来越强烈。紧张情绪对患者的睡眠和饮食有着明显的影响。

4. 担忧　因为手术涉及身体暴露,术前性质没有明确的肿瘤,相应的手术方案存在不确定性;手术过程中将有生殖器官(部分)切除,担忧对将来的身体状态和夫妻生活造成不良影响;还有相当一部分患者因为经济因素,这些情况都会引起患者不同程度的担忧。

5. 乐观　部分患者因健康查体提前发现疾病而庆幸;还有部分文化程度高、心态豁达的患者因为手术能够祛除病变而喜悦。这种乐观心态一般很少,但对于术后患者的康复却有着不可低估的重要作用。

(二) 术后心理

经过手术治疗,患者的心理状态也发生了变化,并且随着时间的延长会发生新的变化。术后患者的心理情绪包括以下几种。

1. 乐观　经过手术,祛除了病灶,减轻了病痛的折磨,内心喜悦。但这种心理会很快被术后的疼痛、术后自理能力的降低而冲淡。

2. 焦虑　主要与手术创伤引起的疼痛和生活自理能力降低有关。

3. 恐惧　对手术效果没有信心、对术后是否复发充满疑惑。

三、围术期患者的护理

(一) 手术前护理

1. 护理诊断

(1)知识缺乏:缺乏相关疾病和手术的知识。

(2)焦虑/恐惧:与担心疾病和手术对生命安全、身体健康和生活质量的影响有关。

2. 护理措施

(1)术前指导:在患者家属的参与和配合下,针对患者的心理问题和知识缺乏,进行知识宣教和指导,可以改善患者的心理状态、缓解不良情绪。通过这项工作,使患者明白并接受以下观点。①手术是有效的治疗方法,可以解除病痛、增进健康和保障生命;②大多数的手术需要对生殖器官进行切除,会出现一些不同的影响,但这些影响可以纠正或降到最低限度;③积极配合是确保手术顺利进行和术后如期康复的前提。指导患者如何进行床上排便、翻身和咳嗽,为适应术后生活做好准备。此外,本项工作还需要护士对患者关心的具体问题给予积极的解释和答复。

(2)协助完成术前诊治项目:由于术前有大量的检查和治疗项目,患者因为环境陌生和情绪低落,难以独立完成。护士需要给予温馨的帮助和支持,不但可以完成诊治项目,还可以密切护患关系,为下一步的手术准备和术后护理做好铺垫。

(3)手术前准备:①阴道准备。术前 3d 应用 0.1%聚维酮碘或 1:1000 苯扎溴铵溶液进行阴道灌洗,每日 2 次,手术当天术前 1 次。②消化道准备。一般妇科手术,术前 1d 进行一般灌肠 1~2 次,或口服缓泻药及用番泻叶代茶饮,使患者能排便 3 次以上;涉及肠道的手术,术前 3d 给予无渣半流饮食并按医嘱口服应用肠道抗生素,术前 1d 进食流质饮食,并行清洁灌肠,术前 8h 禁食,4h 严格禁饮,按医嘱进行静脉补液防止患者脱水。③皮肤准备。术前 1d 沐浴,要特别注意清理脐部皮肤和防止感冒,修剪指甲,进行手术区域皮肤准备,范围包括上至剑突下,两侧到腋中线,下到大腿上 1/3(包括外阴部),剃除阴毛和汗毛。④手术前夜按医嘱应用镇静药,缓解紧张情绪和保障睡眠。⑤手术当日晨导尿、留置导尿管;术前 30min 按医嘱注射基础麻醉药物,如苯巴比妥和阿托品。⑥按医嘱做好交叉配血试验并备血。

(二) 手术后护理

1. 护理诊断

(1)舒适的改变:与术后疼痛、体位固定有关。

(2)生活自理能力缺陷:与术后疼痛、留置引流管和输液有关。

(3)有感染的危险:与手术创伤和术后抵抗力下降有关,特别注意肺部、泌尿道和手术切口等部位容易发生感染,此外,长期卧床的患者容易发生下肢血栓性静脉炎。

(4)潜在并发症:贫血(与术中失血、术后可能出血有关)、压疮(与术后体位不当和长期卧床有关)。

2. 护理措施

(1)了解手术情况:患者手术结束返回病房后,责任护士积极和手术医师、麻醉医师交接班,查阅麻醉、手术记录,及时了解手术情况,包括麻醉类型、效果、手术过程、术中出血和输血、输液、引流、用药情况及患者的反应等,并做好记录。

(2)术后监测:①测量并记录生命体征。一般术后 15~30min 测 1 次血压、脉搏、呼吸,平稳后 4~6h 1 次,直至正常后 3d;术后 3d 内体温略有升高,不超过 38℃ 为正常反应;同时注意观察患者的意识、面色及末梢循环情况。②观察手术刀口和阴道的情况。术后刀口放置沙袋或包裹腹带,严密观察刀口有无出血、感染征象,敷料是否有松散、渗透;还要注意阴道有无出血,分泌物的量和性状,有异常时及时报告医师。③观察输液、引流情况。观察患者有无输液反应和药物过敏;保持各种管道畅通,观察引流液的量和性状,并做好记录。导尿管一般在术后 24~48h 拔除。广泛性子宫切除及盆腔淋巴清扫术的患者留置导尿管 7~14d,注意观察有无泌尿系统感染,按医嘱进行膀胱冲洗,最后 3d 进行间断放尿以锻炼和恢复膀胱肌肉的正常功能,防止尿潴留的发生。拔除导尿管后注意排尿情况,必要时再次留置导尿管。正常情况下腹腔、盆腔负压引流一般 24h 不超过 200ml。

(3)一般护理:①安排体位。根据麻醉方式安排患者采取不同的体位,全身麻醉患者去枕平卧,头偏向一侧,防止呕吐物进入呼吸道引起窒息和吸入性肺炎,清醒以前安排专人护理;硬膜外麻醉者平卧 6~8h;蛛网膜下腔麻醉(腰麻)者去枕平卧 12h。病情平稳者手术次日取半卧位,有利于术后的恢复。②疼痛护理。术后疼痛是严重影响手术患者恢复的主要因素,有效的疼痛护理至关重要,检查并确保镇痛泵发挥正常作用;腹带包扎位置正确,并松紧适宜;护士操作集中进行,注意动作轻柔,减少患者体位变换;采用多种合理方式转移患者对疼痛的注意力;按医嘱及时应用镇痛药。③腹胀护理。受麻醉的肌肉松弛作用影响,胃肠道平滑肌张力降低,胃肠蠕动减慢而引起腹胀。腹胀一般在术后 24~48h 自行缓解,缓解标志是肛门排气。如果腹胀严重或 48h 后未排气,按医嘱采取如下一些措施。鼓励患者翻身或下床活动;下腹部热敷;新斯的明 0.5mg 肌内注射;肛管排气、生理盐水低位灌肠,必要时进行胃肠减压。④指导饮食。手术当日禁饮食,第 2 天开始少量流质饮食,根据患者反应逐渐加量,并禁食牛奶、糖等产气食物,肛门排气后逐步过渡到普通饮食;食物中要富含蛋白质、维生素、热量,以利于术后的恢复。⑤活动与休息。麻醉清醒后就允许患者在床上进行翻身、抬举胳膊等肢体活动,鼓励患者在病情允许的情况下早下床活动,可以有效地防止下肢静脉血栓形成,有助于胃肠蠕动和消化功能的恢复,减少肺部感染的发生;下床动作要缓慢,防止晕厥和摔伤,活动量宜逐渐增加;创造舒适条件保证患者的有效睡眠,增加午睡时间。⑥外阴护理。术后第 2 天开始应用 0.1% 聚维酮碘或 1:1000 苯扎溴铵溶液进行外阴擦洗,每天 2 次,保持清洁,减少感染。

(4)健康指导:帮助患者制订术后康复计划。合理膳食,增加营养;适度活动与休息;按时服药;自我病情监护与手术效果评估;定期门诊复查;适当调整以后的生活方式。

第二节　阴部手术患者的一般护理

一、术前患者的护理

(一)护理诊断

1. 知识缺乏　缺乏相关疾病和手术的知识。
2. 焦虑/恐惧　与担心疾病和手术对生命安全、身体健康和生活质量的影响有关。

(二)护理措施

一般除按腹部手术的护理进行以外,特别注意以下内容:

1. 皮肤准备　阴部手术准备的皮肤区域不同于腹部手术,其范围是上到耻骨联合上

10cm,下到肛门以下 10cm,包括腹股沟、外阴和大腿上 1/3。

2. **肠道准备** 术前 3d 给予无渣流质或半流质饮食,并按医嘱口服应用肠道抗生素,手术当天术前给予清洁灌肠 1 次并按医嘱进行静脉补液防止患者脱水。

3. **阴道准备** 术前 3d 开始阴道准备,一般行阴道冲洗或坐浴,每日 2 次,必要时宫颈涂甲紫。

4. **导尿管准备** 术前排空膀胱,一般不留置导尿管,但需备好导尿包和金属导尿管。术中如需导尿应用金属导尿管导尿,术毕由手术医师决定是否留置导尿管。

二、术后患者的护理

(一)护理诊断
同腹部手术的护理诊断。

(二)护理措施
一般除按腹部手术的护理进行以外,特别注意以下内容。

1. **体位** 术后患者的体位要根据手术方式而定:前庭大腺脓肿和处女膜闭锁的患者采取半卧位,有利于引流;子宫脱垂伴阴道前、后壁膨出的患者,宜采取平卧位或头低足高位;尿瘘患者,术后取俯卧或侧卧位;外阴癌的患者,取平卧位,两腿屈膝外展,膝下垫软枕。

2. **阴道纱布** 阴部手术,为了止血或成形,术后阴道内常放置纱布,一般 24h 后取出。取出阴道纱布时注意核对数量,取出后观察有无阴道出血。

3. **排尿** 阴部手术常需留置导尿管 5~7d,注意保持尿管通畅和尿量充足,防止泌尿系统感染。尿瘘患者要观察尿液颜色、记录尿量,注意阴道有无漏尿。

4. **饮食与排便** 子宫脱垂伴阴道后壁膨出修补术、会阴Ⅲ度裂伤修补术、粪瘘修补术患者术后 5d 内排便会影响手术效果和切口的愈合,一般术后 5d 内进少渣半流质饮食,并口服复方樟脑酊和抗生素,抑制肠蠕动和预防肠道感染,保证患者 5d 内不排便。术后第 5 天可服用液状石蜡 30ml,促进粪便软化排出,防止便秘。一般排便后方可拆线。

5. **健康指导** 术后活动适度,防止腹压增加的活动,一般休息 3 个月。按时门诊复查,了解术后恢复和愈合的情况。伤口愈合前禁止性生活。

讨论与思考

1. 子宫肌瘤患者,将要进行全子宫切除术。请问:
(1)术前准备有哪些?
(2)术后护理措施是什么?

2. 女性患者李某,23 岁,因产后不能控制排便 3 个月就诊。3 个月前在外院足月妊娠自然分娩一男婴(未行会阴侧切),新生儿体重 4300g。产后出现大便不能控制。体检心肺无异常。妇科检查:会阴体部有一陈旧性瘢痕,阴道黏膜无充血,子宫及双侧附件无异常。肛诊时嘱患者做提肛运动无括约肌。诊断:陈旧性会阴Ⅲ度裂伤。
(1)造成会阴Ⅲ度裂伤的原因是什么?
(2)拟行会阴Ⅲ度裂伤修补术,其术前准备有哪些? 如何做好术后护理以保障手术效果和切口愈合?

(姜思艳 王文瑞)

第11章

计划生育妇女的护理

学习要点

1. 计划生育及避孕的概念。
2. 宫内节育器放置术的适应证、禁忌证、放置时间、并发症及术后健康指导。
3. 药物避孕的避孕原理、禁忌证、药物不良反应、用药指导。
4. 经腹输卵管结扎术的适应证、禁忌证、手术时间及手术并发症。
5. 药物流产、人工流产术及引产术的适应证、禁忌证及并发症。

计划生育是指采用科学的方法进行生育调节,以达到控制人口数量,提高人口素质的目的。是妇女生殖健康的重要内容,目前,我国在继续实施计划生育政策的基础上,为调整人口结构,进一步促进人口均衡发展,完善人口发展战略,由原来提倡的一对夫妇只生育一个孩子,到全面实施一对夫妇可生育两个孩子的政策,以应对人口老龄化给社会发展带来的不利影响。实行计划生育以避孕为主,做好避孕方法知情选择,是实现计划生育优质服务的根本。本章主要介绍女性避孕的各种方法与选择、绝育及避孕失败的补救措施。

第一节 避 孕

避孕是通过采用药物、器具及利用妇女的生殖生理自然规律等科学的方法,使妇女暂时不受孕。避孕原理包括:①阻止精子与卵子结合;②抑制排卵;③改变宫腔内环境,使其不适合受精卵植入和发育。目前常用的女性避孕方法有宫内节育器、药物避孕及外用避孕药。目前男性避孕在我国主要是阴茎套及输精管结扎术。

一、宫内节育器

宫内节育器是一种相对安全、有效、简便、经济、可逆的节育工具,也是目前我国育龄妇女的主要避孕措施。避孕原理主要是通过造成子宫内膜无菌性炎症反应而影响受精卵着床。

(一)种类

大致可分为惰性宫内节育器和活性宫内节育器两类(图11-1)。

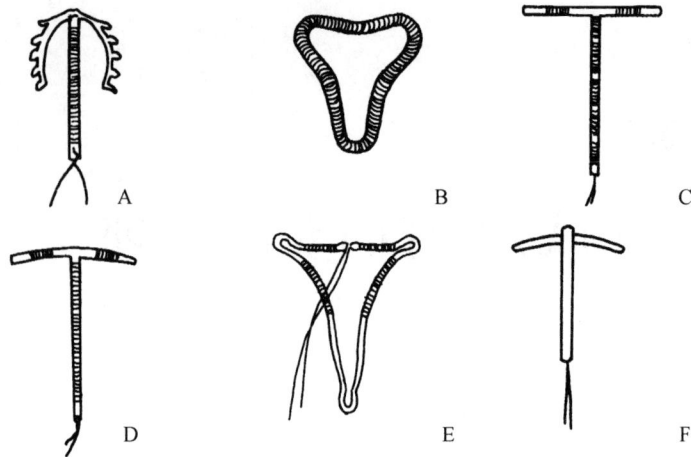

图 11-1 常用的宫内节育器
A. 多负荷带铜宫内节育器；B. 宫形节育器；C. TCu-220；
D. TCu-380；E. V 形宫内节育器；F. 含黄体酮宫内节育器

1. **惰性宫内节育器** 为不含活性物质的第一代宫内节育器。由于金属单环脱落率及带器妊娠率高，1993 年已停止生产使用。

2. **活性宫内节育器** 是第二代宫内节育器，含有活性物质如金属、激素、药物、磁性物质等，以减少不良反应，提高避孕效果。

（1）带铜宫内节育器：①带铜 T 形宫内节育器（TCu-IUD）是临床首选的宫内节育器。按宫腔形态设计制成，呈 T 形。根据铜离子表面积分为 TCu-200、TCu-200C、TCu-380A 等。以聚乙烯为支架，在纵臂或横臂上绕有铜丝或铜套。铜丝易断裂放置年限较短，一般放置 5~7 年。含铜套宫内节育器放置时间可达 10~15 年。TCu-IUD 带有尾丝，便于检查和取出。②带铜 V形宫内节育器（VCu-IUD）也是我国常用的宫内节育器之一。宫内节育器呈 V 形，横臂及斜臂绕有铜丝，有尾丝，放置 5~7 年，其带器妊娠率低，但因症取出率较高。③母体乐（MLCu-375）是 1995 年引入我国生产。以聚乙烯为支架，呈伞状，两弧形臂上各有 5 个小齿，具有可塑性。可放置 5~8 年。④宫铜宫内节育器在我国四川省应用广泛。形态更接近宫腔形状，分大、中、小号，无尾丝，可放置 20 年左右。⑤含铜无支架宫内节育器又称吉妮宫内节育器。已引入我国，为 6 个铜套串在一根尼龙线上，顶端有一个结固定于子宫肌层，使宫内节育器不易脱落，悬挂在宫腔中，有尾丝，可放置 10 年。

（2）药物缓释宫内节育器：含孕激素 T 形宫内节育器采用 T 形支架，药物贮存在纵杆药管中，管外包有聚二甲基硅氧烷膜，控制药物释放。含吲哚美辛宫内节育器包括含铜宫内节育器和活性 γ 宫内节育器等。通过每日释放一定量的吲哚美辛，减少放置宫内节育器后引起的月经过多等不良反应。

（二）避孕原理

作用机制尚不完全清楚。

1. **惰性宫内节育器** 子宫内膜长期受到节育环刺激引起无菌性炎症反应，分泌的炎性细胞有毒害胚胎的作用。异物反应也可损伤子宫内膜而产生前列腺素，从而改变输卵管蠕动，使受精卵的运行与子宫内膜发育不同步而影响着床。子宫内膜局部受压缺血,激活纤溶酶原,使局部纤溶活性增强,囊胚溶解吸收。

2. 带铜宫内节育器　具有与惰性宫内节育器相同的作用机制,而且所致异物反应更重。由于长期缓慢释放的铜离子被子宫内膜吸收,局部浓度升高改变内膜锌酶系统(如碱性磷酸酶和碳酸酐酶),并影响 DNA 合成、糖原代谢及雌激素的摄入,使子宫内膜细胞代谢受到干扰,不利于受精卵着床及囊胚发育。

3. 含孕激素宫内节育器　主要是孕激素引起子宫内膜腺体萎缩和间质蜕膜化,不利于受精卵着床,同时孕激素可使宫颈黏液变稠而妨碍精子运行。

4. 含吲哚美辛宫内节育器　吲哚美辛抑制前列腺素合成,减少前列腺素对子宫的收缩作用而减少放置宫内节育器后出现的出血反应。

重点提示

宫内节育器是一种可逆的避孕工具,以带铜宫内节育器应用最为广泛。避孕原理是通过改变宫腔内环境,使其不适合受精卵着床以达到避孕目的。

(三)宫内节育器放置术

1. 适应证　凡育龄妇女自愿要求放置且无禁忌证者。

2. 禁忌证

(1)妊娠或妊娠可疑。

(2)人工流产、分娩或剖宫产术后有妊娠组织物残留或感染可能。

(3)月经紊乱:月经过多、过频或不规则出血。

(4)生殖道急、慢性炎症。

(5)生殖器官肿瘤,子宫畸形。

(6)宫颈内口过松、重度陈旧性宫颈裂伤或子宫脱垂。

(7)严重的全身性疾病。

(8)宫腔<5.5cm 或>9.0cm(除外足月分娩后、大月份引产后或放置含铜无支架宫内节育器)。

(9)近 3 个月内有月经失调、阴道不规则出血。

(10)有铜过敏史。

3. 放置时间

(1)月经干净后 3~7d,并避免性交。

(2)产后满 42d 恶露已净会阴伤口愈合,子宫恢复正常。

(3)剖宫产术后半年。

(4)人工流产术后(出血少、宫腔<10cm)。

(5)哺乳期排除早孕。

(6)含孕激素宫内节育器在月经第 3 日放置。

(7)自然流产于转经后放置,药物流产 2 次正常月经后放置。

(8)性交后 5d 内放置为紧急避孕方法之一。

4. 节育器大小的选择　T形节育器按其横臂宽度(mm)分为26号、28号、30号3种。如宫腔深度在7cm以上者用28号,7cm及以下者用26号。

5. 术前准备

(1)物品准备:①手术器械。阴道手术阴道窥器1个,消毒钳2把,纱布钳1把,宫颈钳1把,探针1个,弯盘1个,放环器1个,剪刀1把,消毒合格的节育器若干。②敷料。长方包布1块,洞巾1块,方纱布3块,手套1副,长棉签2支,大棉球若干。

(2)患者准备:①术前应向受术者介绍手术步骤,解除其思想顾虑,取得合作;②受术者测体温正常后,排空膀胱。

6. 放置方法　取膀胱截石位,常规消毒外阴、阴道,铺洞巾,双合诊复查子宫大小、位置及附件情况,阴道窥器暴露宫颈后,消毒宫颈与宫颈管,以宫颈钳夹持宫颈前唇,用子宫探针顺子宫方向探测宫腔深度,用相应放环器将节育器推至宫腔底部。若节育器带有尾丝,应在距宫颈外口2cm处剪断尾丝。观察无出血即可取出宫颈钳及阴道窥器。

7. 主要的不良反应

(1)出血:常发生于放置后1年内,尤其最初3个月内。主要表现为月经过多、经期延长或月经中期点滴出血。必要时用药治疗,无效时,建议患者更换节育器或采用其他避孕方法。

(2)腰酸腹胀:若节育器与宫腔大小或形态不符,可导致子宫频繁收缩而引起腰酸或下腹坠胀。指导患者注意休息或给予解痉治疗,严重者应更换合适的节育器。

8. 并发症

(1)感染:常因无菌操作不严、生殖道本身存在感染灶或节育器尾丝过长而引起上行感染。明确有感染存在时,应用抗生素积极治疗,并取出节育器。

(2)嵌顿或断裂:节育器放置时间过久或放置时损伤子宫壁,部分器体嵌入子宫肌壁或发生断裂,应及时取出。必要时在B超下或宫腔镜下取出。

(3)异位:因子宫穿孔将节育器放到宫腔外或节育器过大、过硬或子宫壁薄而软,子宫收缩造成节育器逐渐移位到宫腔外。一经确诊,应经腹或在腹腔镜下将节育器取出。

(4)脱落或带器妊娠:是宫内节育器避孕失败的原因。脱落可因节育器与宫腔大小、形态不符,宫颈内口过松或放置时未将节育器放至子宫底部等造成,多发生于带器后1年内,尤其最初3个月内,且常在经期脱落,不易察觉。因此,放器1年内应定期随访。也有少数带器妊娠,一经确诊,行人工流产同时取出节育器。

9. 术后健康指导

(1)术后休息 3d,1 周内避免重体力劳动,2 周内禁盆浴及性生活;保持外阴清洁、干燥。

(2)术后有少量阴道出血及下腹部轻微不适,2~3d 后症状消失。如出现腹痛、发热、出血超过月经量,持续时间超过 7d,或有异味分泌物等,应随时就诊。

(3)术后 3 个月在经期及大便后注意有无节育器脱落。

(4)放置术后 1 个月、3 个月、半年、1 年各复查 1 次,以后每年复查 1 次。

重点提示

放置宫内节育器术后健康指导:①术后休息 3d,1 周内避免重体力劳动,2 周内禁盆浴及性生活;②放置术后 1 个月、3 个月、半年、1 年各复查 1 次,以后每年复查 1 次。

(四)宫内节育器取出术

1. 适应证

(1)因不良反应治疗无效或出现并发症。

(2)改用其他避孕措施或绝育。

(3)计划再生育。

(4)放置期限已满需更换。

(5)绝经 1 年内。

2. 取器时间

(1)月经干净后 3~7d。

(2)出血多随时取出。

(3)带器妊娠行人工流产同时取出。

3. 取器方法　取器前通过 B 超、X 线或尾丝等检查确定宫腔内是否存在节育器及其类型。手术所需器械、敷料同放置节育器,仅需将放环器换成取环钩。常规消毒、铺巾、双合诊等,有尾丝者,用血管钳夹住尾丝,轻轻牵引取出节育器;无尾丝者,先用子宫探针查清节育器位置,用取环钩钩住节育环下缘,缓缓牵引取出节育器。

4. 术后健康指导　术后休息 1d,2 周内禁止盆浴和性生活。

二、激素避孕

国内常用的女性避孕药多为人工合成的甾体激素避孕药(表 11-1),药物避孕是育龄妇女采取的主要避孕措施之一,其特点为安全、有效、经济、简便。避孕药的制剂主要有三大类:①睾酮衍生物,如炔诺酮、炔诺孕酮(18-甲基炔诺酮)、双醋炔诺酮等;②黄体酮衍生物,如甲地孕酮、甲羟孕酮、氯地孕酮等;③雌激素衍生物,如炔雌醇、炔雌醚(炔雌醇环戊醚)、戊酸炔雌醇等。

(一)避孕原理

1. 抑制排卵　抑制下丘脑释放 GnRH,从而抑制垂体分泌 FSH 和 LH,并直接影响垂体对 GnRH 的反应,不出现排卵前 LH 高峰,不发生排卵。

表 11-1　女性用甾体激素避孕药的种类

类别		名称	成分		用法
			雌激素含量(mg)	孕激素含量(mg)	
短效片		复方炔诺酮片（避孕片 1 号）	炔雌醇 0.035	炔诺酮 0.625	自月经第 5 日起，每晚 1 片口服，连服 22d 不能间断，若漏服应在 12h 内补服 1 片，以免发生突破性出血或避孕失败
		复方甲地孕酮片（避孕片 2 号）	炔雌醇 0.035	甲地孕酮 1.0	
		复方炔诺孕酮 1 号片	炔雌醇 0.03	炔诺孕酮 0.3	
长效片		三合一炔雌醚片	炔雌醚 2.0	氯地孕酮 6.0 DL-18 甲基炔诺酮 6.0	于月经来潮第 5 日开始服第 1 片，第 10 日服第 2 片，以后按第 1 次服用日期每月服 1 片。停用时，应在月经周期第 5 日开始口服短效避孕药 3 个月，作为过渡期
长效避孕针	复方	复方己酸羟孕酮注射液	戊酸雌二醇 5.0	己酸孕酮 250.0	首次于月经周期第 5 日和第 12 日各肌内注射 1 支，以后于每次月经周期第 10~12 日肌内注射 1 支
		复方甲地孕酮注射液	雌二醇 3.5	甲地孕酮 25.0	
	单方	庚酸炔诺酮避孕针		庚酸炔诺酮 200.0	每隔 2 个月肌内注射 1 次
探亲药		炔诺酮探亲避孕片		炔诺酮 5.0	适用于探亲时间在 14d 内，于性生活当晚及以后每晚口服 1 片
		甲地孕酮探亲避孕片（探亲避孕片 1 号）		甲地孕酮 2.0	适用于探亲时间在 14d 以上，性生活前 8h 服 1 片，当晚再服 1 片，以后每晚 1 片，直到探亲结束次晨加服 1 片
		双炔失碳酯(53 号抗孕片)		双炔失碳酯 7.5	性生活后立即服 1 片，次晨加服 1 片，不需连续用药
缓释避孕药	皮下埋植剂	D-炔诺孕酮埋植剂 I 型		左炔诺孕酮 36×6 根	上臂或前臂皮下埋入，1 次埋植避孕 5 年
		D-炔诺孕酮埋植剂 II 型		左炔诺孕酮 70×2 根	
	阴道避孕环	甲硅环		甲地孕酮 250	阴道放置（一次放置避孕 1 年，经期不需取出）
		D-炔诺孕酮避孕环		左炔诺孕酮 100	

2. **阻碍受精**　改变宫颈黏液的性状，使宫颈黏液量减少而黏稠度增加，拉丝度降低，不利于精子穿透。

3. **阻碍着床**　改变子宫内膜形态与功能，使腺体和间质提早发生类分泌期变化，抑制子宫内膜增殖变化,使子宫内膜分泌不良,不适合孕卵着床。

> ## 重点提示
>
> 药物避孕的避孕原理:抑制排卵、阻碍受精、阻碍着床。

(二)适应证

育龄健康妇女。

(三)禁忌证

1. 急、慢性肝炎或肾炎。
2. 严重心血管疾病、血液病或血栓性疾病。
3. 恶性肿瘤、癌前病变、子宫或乳房肿块。
4. 内分泌疾病。
5. 哺乳期、产后未满 6 个月或月经未来潮者。
6. 年龄大于 35 岁的吸烟妇女。
7. 精神病长期服药。
8. 有严重偏头痛,反复发作者。

(四)药物不良反应

1. **类早孕反应**　部分妇女可有食欲缺乏、恶心等不适。系因雌激素刺激胃黏膜所致,晚饭后 2h 服药可减轻不适感。症状严重者可口服维生素 B_6 20mg,每日 3 次。

2. **月经改变**　一般服药后可使经期缩短、经量减少、痛经症状减轻或消失。①个别人因药物对下丘脑-垂体-卵巢轴抑制可出现闭经,停药后可恢复。②服药期间发生不规则阴道出血,又称突破性出血,多数发生在漏服药物后。如果漏服,应于 12h 内补服 1 片。

3. **体重增加**　第一、二代避孕药中孕激素成分具有雄激素活性,使体内合成代谢增加,体重增加;雌激素可使水钠潴留引起体重增加。

4. **色素沉着**　少数妇女的颜面部皮肤出现淡褐色色素沉着如妊娠期蝴蝶斑,停药后多数能自然消退。

5. **其他**　长期服用甾体避孕药可减少子宫内膜癌、卵巢癌的发生。对机体代谢的影响是暂时性的、可逆的,长期应用不影响健康。为了避免避孕药对胎儿的致畸作用,以停药 6 个月后再受孕为妥。

(五)用药指导

1. 为减轻短效口服避孕药的胃肠道反应,可晚饭后服药,且注意按规定服药,不能随意漏服或停服,若漏服应在 12h 内补服 1 片,以免发生突破性出血或避孕失败。

2. 停用长效口服避孕药时,应在月经周期第 5 日开始口服短效避孕药 3 个月,作为过渡期,以免引起月经紊乱。

3. 服药期间禁用利福平、新霉素类抗生素,巴比妥类抗癫痫药、抗抑郁药及抗凝血药物等,以免影响避孕效果。

4. 避孕药要放在阴凉、干燥处,药物潮解影响避孕效果。

5. 如需生育,提前半年停药,改用其他避孕措施。服药期间避孕失败,建议终止妊娠。哺乳期妇女不宜服用避孕药。

6. 对选择避孕药物避孕的妇女,应做好登记随访工作,服药期间定期测量血压、进行乳腺及妇科检查,有异常情况及时解决。

三、其他避孕方法

(一) 紧急避孕

紧急避孕是指在无防护措施性生活后或避孕失败后一定时间内(几小时或几日内)采取的防止妊娠的补救避孕法,不作为常规避孕方法。紧急避孕是通过阻止或延迟排卵、干扰受精或阻碍着床来完成的,有以下几种。

1. 宫内节育器　带铜宫内节育器可用于紧急避孕。适合于希望长期避孕且符合放置节育器者。放置时间为无防护措施性生活后 120h 内,有效率达 95% 以上。

2. 紧急避孕药

(1)激素类:①单孕激素制剂。左炔诺孕酮片,在无防护措施性生活 72h 内服 1 片,12h 再服 1 片。②雌激素、孕激素复方制剂。复方左炔诺孕酮片,在无防护措施性生活 72h 内服 4 片,12h 再服 4 片。

(2)非激素类:米非司酮,抗孕激素制剂,在无防护措施性生活 120h 内服用 25mg 即可。

3. 健康指导

(1)紧急避孕为临时性的防止妊娠的补救避孕法,应于月经后选择适合个人的经常性的避孕方法。

(2)如紧急避孕失败,应人工终止妊娠。

重点提示

紧急避孕仅适用于一次无保护性生活,不能替代常规避孕。

(二) 外用避孕

1. 阴茎套　也称避孕套,为男性避孕工具。作为屏障阻止精子进入阴道而达到避孕目的。只要使用正确,避孕效果可达 93%~95%。阴茎套还具有防止性传播性疾病的作用,近年来受到全球重视。

重点提示

正确使用阴茎套避孕率高,同时具有防止性传播性疾病的作用。

2. 阴道套　也称女用避孕套,既能避孕,又能防止性传播疾病。

3. 外用杀精剂　是一种很常见的避孕方式,有栓剂、片剂、药膜、凝胶及阴道海绵塞等多种形式。它能通过化学作用,在女性生殖道内杀死精子或使精子不能游动,从而达到避孕目的。正确使用外用杀精剂,有效率达 95% 以上,使用失误,失败率高达 20%,不作为避孕首选药。

4. 安全期避孕　成熟卵子自卵巢排出后可存活 1~2d,而受精能力最强的时间是排卵后 24h 内,精子进入女性生殖道可存活 2~3d。因此,排卵前后 4~5d 为易受孕期,其余时间被视为安全期。采用安全期内进行性生活而达到避孕目的,称为安全期避孕,又称自然避孕法。但卵巢排卵受很多因素影响,故安全期避孕有 20% 的失败率。

(三) 免疫避孕

目前正在研究导向药物避孕和抗生育疫苗。

第二节　输卵管绝育术

绝育是指通过手术或药物,使妇女达到永久性不生育。女性绝育的主要方法为输卵管绝育术。有经腹输卵管绝育术或经腹腔镜输卵管绝育术。

一、经腹输卵管绝育术

(一) 适应证

1. 自愿接受绝育手术且无禁忌证者。
2. 患有严重的全身性疾病不宜生育者。

(二) 禁忌证

1. 各种疾病的急性期。
2. 全身健康状况不佳,如心力衰竭、产后出血等不能胜任手术。
3. 腹部皮肤感染或内外生殖器炎症。
4. 严重的神经官能症。
5. 24h 内 2 次体温达 37.5℃ 或以上。

(三) 手术时间选择

1. 非孕妇女应选择在月经干净后 3~4d。
2. 人工流产或取环术后。
3. 自然流产正常月经来潮 1 次后,分娩后 24h 内,剖宫产、剖宫取胎手术同时。
4. 哺乳期或闭经妇女排除早孕后。

(四) 术前准备

1. 了解受术者对手术的认知水平、接受程度,耐心解答提问,解除其思想顾虑。
2. 详细询问病史,进行全面体格检查及妇科检查。
3. 观测生命体征。
4. 腹部手术区域皮肤准备,做普鲁卡因皮试。
5. 排空膀胱。

(五) 麻醉方式

采用局部浸润麻醉或硬膜外麻醉。

(六) 手术步骤

1. 受术者取仰卧位,手术野常规消毒铺巾。

2. 在腹中线耻骨联合上方 3~4cm 处做约 2cm 长的纵切口,产后在宫底下 2~3cm 做纵切口。

3. 寻找提取输卵管。术者将左手的示指经切口伸入腹腔内,沿宫底的后方滑向一侧宫角处,触摸到输卵管后,右手持卵圆钳夹住输卵管的壶腹部(虚夹即不扣紧卵圆钳),轻轻提至切口外,此法为卵圆钳取管法。也可用吊钩取管法或指扳取管法提取输卵管。查看到输卵管伞端后方能证实为输卵管,同时应检查卵巢有无异常。

4. 结扎输卵管。抽心包埋法因具有血管损伤少、并发症少、成功率高等优点,是目前广泛应用的结扎方法。手术方法:用两把鼠齿钳将输卵管峡部提起,两钳相距 1.5~2cm,选择峡部外 1/3 无血管区,先在浆膜下注入 0.5% 利多卡因 1ml,使浆膜膨胀,纵行切开该部浆膜层,再用弯蚊式钳游离该段输卵管后,夹住两端,剪除中间 1cm 长输卵管,用 4 号丝线分别结扎两断端,用 1 号丝线连续缝合浆膜层,将近端包埋于输卵管浆膜内,远端暴露在浆膜外。同法处理对侧输卵管。

5. 清点纱布、器械,关闭腹腔。

(七)手术并发症

1. 出血或血肿　多因过度牵拉,钳夹损伤输卵管或其系膜所致。

2. 感染　分内源性和外源性,应严格掌握手术指征,执行无菌操作规程,治疗体内原有的感染灶,防止发生感染。

3. 脏器损伤　多因操作不熟练,术前未排空膀胱,解剖关系辨认不清而导致的膀胱及肠管损伤。

4. 绝育失败　由于绝育措施本身的缺陷或技术误差所致。绝育失败后再孕的情况偶有发生,除宫内妊娠外,还应警惕异位妊娠情况。

(八)术后护理

1. 严密观察生命体征,注意有无腹痛及腹腔内出血情况。

2. 鼓励患者及早排尿,尽早下床活动。

3. 保持切口敷料清洁干燥。

4. 术后休息 3~4 周,1 个月内禁止性生活,1 个月后复查。

重点提示

经腹输卵管结扎术并发症:出血或血肿、感染、脏器损伤、绝育失败。

二、经腹腔镜输卵管绝育术

(一)适应证

同经腹输卵管绝育术。

(二)禁忌证

多次腹部手术史或腹腔粘连、心肺功能不全、膈疝等,其余同经腹输卵管绝育术。

(三)术前准备

术前晚肥皂水灌肠,术时取头低臀高仰卧位,其余同经腹输卵管绝育术。

（四）手术步骤

局部麻醉或全身麻醉。在脐孔下缘做 1cm 的小切口，将气腹针插入腹腔，充二氧化碳气体，然后插入套管针放置腹腔镜。在腹腔镜直视下将弹簧夹或硅胶环置于输卵管峡部。也可用双极电凝法烧灼输卵管峡部 1~2cm。

（五）术后护理

1. 静卧 4~6h 后可下床活动。

2. 严密观察生命体征，注意有无腹痛、腹腔内出血或脏器损伤的征象。

第三节　避孕失败的补救措施

因避孕失败所致意外妊娠，可采用人工的方法终止妊娠，是避孕失败的补救措施，不能作为常规的节育方法。常用的人工终止妊娠的方法有：药物流产、人工流产术及中期妊娠引产术。

一、药 物 流 产

目前临床应用的药物为米非司酮配伍米索前列醇，终止早孕完全流产率达 90% 以上。

（一）适应证

1. 年龄 40 岁以下、妊娠 7 周内，自愿要求药物流产。

2. B 超确诊宫内妊娠。

3. 手术流产高危对象或对手术流产有恐惧和顾虑心理。

（二）禁忌证

禁忌证包括：心、肝、肾疾病；与甾体激素有关的肿瘤；肾上腺疾病、糖尿病、青光眼、过敏体质、带器妊娠等。

（三）用法

米非司酮分顿服法和分服法。顿服法于用药第 1 日顿服 200mg。分服法 150mg 米非司酮分次口服，服药第 1 日晨服 50mg，8~12h 后再服 25mg；用药第 2 日早晚各服米非司酮 25mg；第 3 日上午 7 时再服 25mg。每次服药前后至少空腹 1h。顿服法于服药的第 3 日早上口服米索前列醇 0.6mg，前后空腹 1h；分服法于第 3 日服用米非司酮后 1h 服米索前列醇。留院观察孕囊排出情况。

（四）不良反应及注意事项

1. 服药后出现轻度恶心、呕吐、下腹痛和乏力等，可对症处理。

2. 流产后阴道出血一般持续在 10~14d，若出血时间较长（21d 以上）或突然阴道大量出血，需急诊刮宫。

3. 保持外阴清洁，2 周内禁止盆浴和性生活。

4. 指导避孕措施，5 周后随访，了解月经情况。

二、人工流产术

凡在妊娠 14 周以内，采用人工方法终止妊娠的手术称为人工流产术。人工流产手术可分为负压吸宫术（适用于妊娠 10 周以内）和钳刮术（适用于妊娠 10~14 周）两种方式。

（一）适应证

1. 妊娠 14 周以内因避孕失败要求终止妊娠而无禁忌证。

2. 因各种疾病不宜继续妊娠。

（二）禁忌证

1. 各种疾病的急性期。

2. 生殖器官急性炎症。

3. 全身情况不佳，不能胜任手术，如心力衰竭、妊娠剧吐酸中毒未纠正。

4. 术前 2 次体温≥37.5℃。

（三）术前准备

1. 手术器械及敷料同放置宫内节育器，另加宫颈扩张器 1 套、不同型号的吸管各 1 个、卵圆钳 2 把、刮匙 2 把、人工流产负压电吸引器 1 台。

2. 受术者排空膀胱，取膀胱截石位。

附：无痛人工流产术

为减轻受术者痛苦，近年临床上开展了无痛流产术，即在麻醉下行人工流产术，可有效预防和减少并发症。①依托咪酯静脉注射法是目前最常用的方法。术前禁食，含 20mg 依托咪酯溶液 10ml，15~60s 静脉推注完毕，药物显效后立即手术。②氧化亚氮吸入法，麻醉起效快，作用消失快，操作方便。③1%~2% 利多卡因宫旁神经阻滞麻醉或宫腔、宫颈表面麻醉法。

（四）手术操作

1. 负压吸引术

（1）常规消毒外阴、阴道，铺无菌洞巾，检查子宫位置、大小及附件情况，阴道窥器暴露宫颈并消毒。用棉签蘸 1% 利多卡因溶液置于宫颈管内 3~5min。

（2）宫颈钳夹持宫颈，取探针探测宫腔深度及屈度，用宫颈扩张器扩张宫颈。

（3）根据孕周的大小选择吸管及调节负压，所用负压不宜超过 500mmHg。

（4）用吸管按顺时针方向吸宫腔 1~2 圈，感觉宫腔缩小、子宫壁有粗糙感时捏紧橡皮接管阻断负压后缓慢取出吸管。再用小刮匙轻刮宫腔 1 周，特别注意搔刮宫底和双侧宫角部。

（5）取下宫颈钳，擦拭血迹，观察无异常后取出阴道窥器。

（6）检查吸出物有无绒毛及胚胎或胎儿组织，量是否正常，送病理检查。

2. 钳刮术　通过机械或药物方法使宫颈松软，先用卵圆钳夹破胎膜，使羊水流尽，再钳夹胎儿与胎盘组织，必要时用刮匙轻刮宫腔 1 周。出血多时加用宫缩药。

（五）并发症

1. 子宫穿孔　是最严重并发症之一，多见于哺乳期子宫、瘢痕子宫、子宫过度屈曲或畸形的情况下，术者技术不熟练所致。手术时突然有无宫底的感觉，或手术器械进入的深度超过术前探针所探测的深度，提示子宫穿孔，应立即停止手术。如穿孔较小，宫腔内容物已清除干净，无内出血征象者，住院观察，应用抗生素及宫缩药；如宫腔内容物未清除干净，可换技术熟练的医师避开穿孔部位，在 B 超引导下或腹腔镜下完成手术；如穿孔较大，有内出血或怀疑有内脏损伤者均应行剖腹探查术。

2. 人工流产综合反应　受术者在术中出现心动过缓、心律不齐、血压下降、面色苍白、出汗、胸闷，甚至发生晕厥和抽搐。发生原因主要与宫颈、宫体受到机械性刺激导致迷走神经兴奋、冠状动脉痉挛、心脏传导功能障碍以及受术者精神紧张有关。术前应做好心理护理，吸宫时动作轻柔,负压不宜过大,不能反复吸刮。一旦出现症状,应立即停止手术,给予吸氧,一般能自行恢复。严重者静脉注射阿托品 0.5~1mg。

3. 吸宫不全　指人工流产术后部分妊娠组织物残留。多见于子宫体过度屈曲、术者技术不熟练引起。术后出血超过 10d,出血量多或出血停止后又出现大量出血,应考虑吸宫不全,B 超有助于诊断。确诊吸宫不全且无感染征象,应尽早刮宫;如合并感染,应先控制感染后刮宫,刮出物送病理。

4. 漏吸　指已确诊为宫内妊娠,但人工流产未吸出胚胎及绒毛而导致继续妊娠或胚胎停止发育。与孕周过小、子宫过度屈曲、子宫畸形(双子宫)及术者操作技术不熟练等有关。一旦发现漏吸,应再次行负压吸宫术。

5. 术中出血　多见于钳刮术中,因妊娠月份较大,组织不能迅速排出影响子宫收缩所致。注射缩宫素,尽快钳取胎体及胎盘组织。

6. 术后感染　多数因吸宫不全或流产后过早恢复性生活或操作时无菌观念不强所致。主要表现为体温升高、下腹疼痛、白带浑浊或不规则阴道出血,妇科检查发现子宫或附件区有压痛。术后应给予抗生素预防感染。

7. 羊水栓塞　行钳刮术,偶可发生羊水栓塞。主要由于扩张宫颈引起宫颈裂伤或胎盘剥离血窦开放,为羊水进入创造条件。需注意手术时先破膜,待羊水流尽后再行手术。

(六)术后健康指导

1. 术后留观察室休息 1~2h,注意观察腹痛及阴道出血情况。

2. 保持外阴清洁,1 个月内禁止盆浴及性生活。

3. 吸宫术后休息 2 周,钳刮术后休息 2~4 周。术后如有发热、腹痛、阴道出血量较多或持续出血超过 10d,应及时就诊。

4. 指导夫妇双方采用安全可靠的避孕措施。

三、中期妊娠引产术

用人工的方法终止中期妊娠称为中期妊娠引产,适用于 15~27 周妊娠。

(一)依沙吖啶引产术

依沙吖啶是一种强力杀菌药,当将其注入羊膜腔内、宫腔内羊膜腔外引产时,可使胎盘组织变性、坏死而增加前列腺素合成,引起宫颈软化、成熟、扩张及刺激子宫平滑肌收缩,排出胎儿及其附属物;同时药物被胎儿吸收后,损害胎儿主要生命器官,使胎儿中毒死亡。安全性高,其引产成功率为 90%~100%,是目前常用的中期妊娠引产术。

1. 适应证

(1)中期妊娠要求终止而无禁忌证者。

(2)因患各种疾病不宜继续妊娠者。

(3)孕期接触导致胎儿致畸因素者。

2. 禁忌证

(1)各种急性感染性疾病、慢性疾病急性发作期及生殖器官感染尚未治愈者。

(2)急性或慢性肝、肾疾病,心脏病,高血压病,血液病。

(3)术前当日体温 2 次超过 37.5℃者;局部皮肤感染者。

(4)对依沙吖啶过敏者。

(5)前置胎盘。

3. 术前准备

(1)物品准备:①羊膜腔内注入法。卵圆钳2把、7号或9号穿刺针1个、5ml注射器2个、弯盘1个、孔巾、纱布、消毒手套。②宫腔内羊膜腔外注入法。无齿长镊子、阴道窥器、宫颈钳、敷料镊、橡皮导尿管、5ml及20ml注射器各2个、孔巾、药杯、纱布及10号棉线。

(2)患者准备:①详细询问病史,进行全面体格检查及妇科检查;②术前进行B超胎盘定位及穿刺点定位;③术前3d禁止性生活。

4. 操作步骤

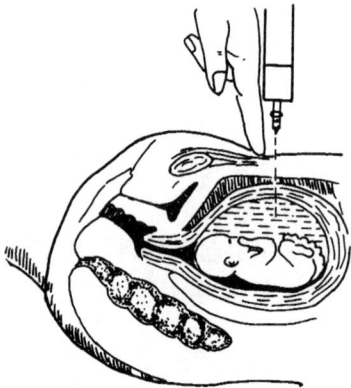

图11-2 羊膜腔内注入法

(1)羊膜腔内注入法:①排空膀胱后取平卧位,常规消毒、铺巾;②用穿刺针从B超选定的穿刺点或宫底下2~3横指、中线旁空虚部位垂直进针,经过2次落空感后即进入宫腔(图11-2),拔出针芯,见羊水溢出,用注射器抽出羊水后,将依沙吖啶50~100mg(不超过100mg)药液注入羊膜腔内;③拔出穿刺针,局部用消毒纱布2~3块压迫数分钟后胶布固定。

(2)宫腔内羊膜腔外注入法:①孕妇排空膀胱,取膀胱截石位,消毒、铺巾;②暴露宫颈后,宫颈钳夹住宫颈前唇,用敷料镊将导尿管送入子宫壁与胎囊间,将浓度0.2% 50ml或0.1% 100ml依沙吖啶液(必须稀释)抽入注射器内,经导尿管注入宫腔,折叠导尿管,扎紧后放入阴道穹窿部,填塞纱布,24h后取出纱布及导尿管。

5. 术中注意事项

(1)如从穿刺针向外溢出血液或用针管抽出血液时应向深部进针或向后退针,如仍有血液,则应更换穿刺部位。

(2)所有操作应严格无菌。

6. 术后护理

(1)术后注意观察生命体征,观察并记录宫缩出现的时间及阴道出水、出血等情况。有15%~25%的孕妇在注射依沙吖啶24~48h体温出现一过性的升高达38.5~39℃,一般不需特殊处理,胎儿娩出后即恢复正常。一般注药后12~24h开始宫缩,约用药后48h胎儿、胎盘娩出。给药5d后仍未临产者即为引产失败,通知医师和家属,协商再次给药或改用其他方法。

(2)产后仔细检查软产道及胎盘胎膜的完整性,通常待组织排出后常规做清宫术。注意观察产后宫缩、阴道出血等情况。

(3)采用退乳措施。

7. 健康指导

(1)术后休息1个月,1个月后复诊。如有发热、下腹痛、阴道出血多或阴道分泌物有异味应及时就诊。

(2)保持外阴清洁,术后6周内禁止盆浴及性生活,为产妇提供避孕措施指导。

(二)水囊引产

水囊引产是将水囊置于子宫壁和胎膜之间(图11-3),囊内注入一定量的生理盐水,使子宫膨胀,激发宫缩,使胎儿娩出。引产成功率为90%。

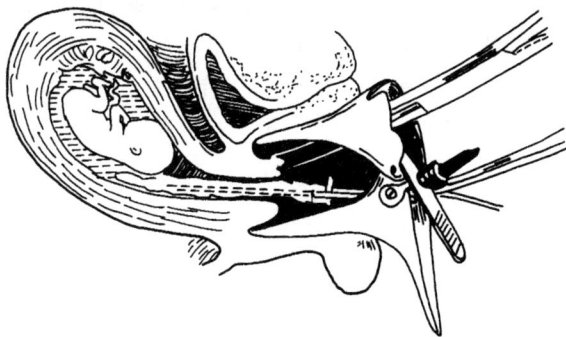

图 11-3　水囊引产

1. 适应证　同依沙吖啶引产。

2. 禁忌证　同依沙吖啶引产,还包括子宫瘢痕、宫颈或子宫发育不良者。但患肝、肾疾病能耐受手术者不是水囊引产的禁忌证。

3. 术前准备　①受术者的准备、器械、敷料准备同依沙吖啶宫腔内羊膜腔外注入法;②制备水囊,将2个避孕套套在一起成双层,再将14号橡皮导尿管送入避孕套内1/3,用棉线将囊口缚扎于导尿管上,排空囊内空气后将导尿管末端扎紧,高压消毒后备用。

4. 操作步骤

(1)孕妇排空膀胱取截石位,常规消毒、铺巾。

(2)测量宫底高度。

(3)暴露宫颈,消毒阴道和宫颈,用宫颈钳夹持宫颈前唇。

(4)用敷料镊将水囊送入子宫腔,直到整个水囊全部放入。

(5)自尿管末端缓慢注入生理盐水300~500ml后,折叠导尿管末端,扎紧后放入阴道穹窿部。

(6)测量宫底高度并与术前对照,观察放入水囊后有无胎盘早剥和宫腔内出血的征象。

5. 术中注意事项

(1)水囊放置时不得触碰阴道壁,严格无菌操作;如放置水囊过程中遇到阻力或出血(碰到胎盘),应调整方向,从子宫的另一侧重新放置;水囊放置时间一般不超过24h。

(2)于水囊内注入无菌生理盐水,生理盐水内滴入几滴亚甲蓝,水囊内注水量按妊娠月份而定,妊娠4个月注入400ml,妊娠5个月注入500ml,但最多不超过500ml。注水量过少影响引产效果,注水量过多易致胎盘早剥,甚至子宫破裂。

(3)如出现规律宫缩或阴道分泌物有异味,应及时取出水囊。

(4)水囊引产失败后,取出水囊。如无异常情况,休息72h,改用其他方法终止妊娠。

6. 术后护理

(1)水囊放置术后尽量卧床休息,防止水囊脱出。

(2)保持外阴清洁,防止上行感染。

(3)严密观察生命体征,如出现发热、寒战,无宫缩而子宫体有压痛,应怀疑感染,立即取出水囊,给予抗生素抗感染治疗。如出现宫底升高,子宫持续变硬且有压痛,血压、脉搏改变,应考虑胎盘早剥,立即取出水囊,迅速结束分娩。

（4）一般放置水囊10h左右出现宫缩。如出现规律宫缩,即可取出水囊。如24h后仍无规律宫缩,取出水囊,静脉滴注缩宫素加强宫缩。

（5）无菌接生,预防产后出血及感染。采用退乳措施。

7. 健康指导　同依沙吖啶引产。

重点提示

　　人工终止妊娠的方法:①药物流产。适用于妊娠7周内。②负压吸宫术。适用于妊娠10周内。③钳刮术。适用于妊娠10～14周。④中期妊娠引产术(依沙吖啶引产、水囊引产)。适用于妊娠15～26周。

　　人工终止妊娠的并发症:①负压吸宫术与钳刮术。子宫穿孔、人工流产综合征、吸宫不全、漏吸、术中出血、术后感染、羊水栓塞。②药物流产与中期妊娠引产术。子宫出血、感染。

第四节　计划生育措施的护理指导

计划生育措施的护理指导主要在于避孕方法的知情选择,即通过广泛深入的宣传、教育、培训和咨询等途径,使广大育龄妇女充分了解国家的人口状况、计划生育政策及常用避孕方法的作用原理、适应证、禁忌证、使用方法、常见不良反应及其防治方法、补救措施等。在医务人员的指导下,根据自身特点(包括家庭、身体、婚姻状况等),选择合适的安全有效的避孕方法。

一、避孕方法的选择

(一)婚后暂时无生育要求者

多见于新婚夫妇。特点是年轻、要求避孕时间短。短效口服避孕药使用方便,避孕效果好,列为首选。男用避孕套也是较理想的避孕方法。必要时选择口服紧急避孕药。由于尚未生育,一般暂不选用宫内节育器。

(二)经产妇

有2个子女的夫妇应坚持长期避孕,首选宫内节育器,也可选用口服避孕药或皮下埋植法等其他避孕方法。一般暂不采取绝育措施。

(三)哺乳期妇女

哺乳期妇女可选用宫内节育器、避孕套。不宜选用药物避孕,因为可影响乳汁分泌和婴儿的生长发育。正常产后3个月、剖宫产后半年可放置宫内节育器。

(四)围绝经期妇女

此期妇女仍有排卵的可能,必须坚持避孕。可选用避孕套。原来使用宫内节育器无不良反应者可继续使用,至绝经后半年取出。45岁以后不宜口服或注射避孕药。围绝经期妇女卵巢功能已逐渐衰退,这时已表现月经紊乱,如口服或注射避孕药物,会加重月经紊乱。

二、健 康 指 导

1. 应与夫妇双方共同讨论,选择其适宜的计划生育措施,并告知其正确的使用方法、常见的不良反应及一般的应对措施等。

2. 增强妇女的自我保护意识,告知计划生育措施应以避孕为主,人工流产术等是避孕失败的补救措施,绝不能作为常规的节育手段。

3. 介绍各种计划生育措施失败的补救措施,并根据其自身情况选择适当的方法。同时,还应强调各种补救措施都会对身体造成伤害,应避免经常使用。

讨论与思考

1. 比较药物避孕和宫内节育器避孕两种避孕措施的避孕原理有哪些不同点。

2. 患者女性,27 岁,妊娠 9 周,初孕,人工流产手术过程中突然感到头晕、胸闷、恶心。检查:面色苍白,脉搏 54 次/分,血压 70/50mmHg。

(1)最可能的诊断是什么?

(2)考虑是什么原因所致?

(3)应选用何种药物治疗?

3. 患者女性,21 岁,婚后一直采用短效口服药物避孕,但偶有漏服药物的情况发生,现确诊妊娠 8 周,来院咨询。

(1)可否继续妊娠?

(2)如不能继续妊娠,采用什么方式终止妊娠?

(3)应给予患者哪些方面的健康指导?

(姜思艳　王文瑞)

第 *12* 章

妇科常用局部护理技术

学习要点

1. 妇科常用局部护理技术种类。
2. 妇科常用局部护理技术的临床意义。
3. 各项妇科常用局部护理技术的操作步骤及护理要点。

第一节　外阴护理技术

➕ **案例分析**

王某,女,25 岁,产后 5d,会阴胀痛 2d 就诊。5d 前因"足月妊娠、巨大儿"行会阴侧切分娩,近 2d 自觉会阴胀痛。查体:侧切口无脓性分泌物,但局部可扪及 3cm×3cm 硬结,压痛(+)。

问题:

该患者应如何处理? 其护理诊断是什么? 如何护理?

一、坐　浴

(一)目的、适应证

坐浴是借助水温和药液的作用,促进局部组织的血液循环,减轻外阴局部的炎症及疼痛,使创面清洁、有利于组织的恢复。适用于外阴炎、阴道炎的辅助治疗,外阴、阴道手术或经阴道子宫切除术的术前准备及会阴切口愈合不良时。患者可在家自行坐浴。操作简单易行。

(二)物品准备

1. 坐浴盆 1 个,30cm 高的坐浴盆架 1 个,消毒毛巾 1 块。

2. 浴液的配制

(1)滴虫阴道炎:常用 0.5% 醋酸溶液、1∶5000 高锰酸钾溶液或 1% 乳酸溶液。

（2）外阴阴道假丝酵母菌病：一般用 2% ~4% 碳酸氢钠溶液。

（3）萎缩性阴道炎：常用 0.5% ~1% 乳酸溶液。

（4）外阴炎及其他非特异性阴道炎、外阴阴道手术准备：可用 1：5000 高锰酸钾溶液；1：1000 苯扎溴铵溶液；0.1% 聚维酮碘溶液；中成药液如洁尔阴等溶液。

（三）操作方法

1. 向患者说明坐浴的目的、方法、效果及预后，以取得患者的理解和配合。

2. 据患者的病情需要配制好溶液 2000ml，将坐浴盆置于坐浴架上。

3. 嘱患者排空膀胱，全臀和外阴部浸泡于溶液中，持续约 20min。结束后用消毒毛巾擦干外阴，清理用物。根据水温不同坐浴分为 3 种。①热水浴：水温在 41~43℃，适用于急性炎性浸润及渗出性病变，可先熏后坐，持续约 20min；②温水浴：水温在 35~37℃，适用于慢性盆腔炎、手术前准备；③冷水浴：水温在 14~15℃，适用于膀胱阴道松弛及功能性无月经等，持续 2~5min。

（四）护理要点

1. 月经期妇女、阴道出血者、孕妇及产后 7d 内的产妇禁坐浴。

2. 坐浴溶液应按比例配制，浓度过高易造成黏膜烧伤，浓度太低影响治疗效果。

3. 水温适中，不能过高，以免烫伤皮肤。

4. 坐浴前先将外阴及肛门周围擦洗干净。

5. 坐浴时需将臀部及全部外阴浸入药液中，注意保暖，以防受凉。

重点提示

1. 根据病情的需要正确配制坐浴溶液及选择适宜的水温。
2. 月经期妇女、阴道出血者、孕妇及产后 7d 内的产妇禁坐浴。

二、会阴擦洗

（一）目的、适应证

会阴擦洗是妇科护理临床工作中最常见的护理技术，通过会阴擦洗可以保持患者会阴及肛门部清洁，促进患者舒适，有利于会阴伤口的愈合，预防和减少生殖系统、泌尿系统的逆行感染。适用于妇科手术后留置导尿管、会阴部手术后、产后会阴有伤口、长期卧床患者。

（二）物品准备

1. 一次性会阴垫 1 块，一次性治疗巾 1 块，一次性手套一副，便盆 1 个。

2. 会阴擦洗包 1 个，内放置消毒弯盘 2 个，无菌镊子或无菌卵圆钳 2 把，消毒干棉球，无菌干纱布 2 块。

（三）操作方法

1. 核对患者姓名、向患者说明会阴擦洗的目的、方法，以取得患者配合。

2. 嘱患者排空膀胱，脱下一条裤腿。协助患者取双腿屈膝仰卧位，暴露外阴，臀下垫一次性会阴垫，再置便盆于臀下。

3. 操作者戴一次性手套,将会阴擦洗包放置床边,用左手持镊子或消毒卵圆钳夹取干净的药液棉球,用右手持镊子或卵圆钳从下方夹住棉球进行擦洗。一般擦洗 3 遍。擦洗的顺序:第 1 遍是自上而下、由外向内,先阴阜后大腿内上 1/3,然后大小阴唇,最后会阴及肛门周围。初步擦净会阴部的污垢、分泌物和血迹等。第 2 遍以伤口为中心由内向外擦洗,其目的为防止伤口、尿道口、阴道口被污染。最后擦洗肛门,并将擦洗后的棉球丢弃。第 3 遍顺序同第 2 遍。最后用无菌干纱布擦干。

4. 擦洗结束后,撤去一次性会阴垫,协助患者整理衣裤及床铺。

(四)护理要点

1. 擦洗时动作轻稳,顺序正确。

2. 擦洗时,应注意观察会阴部及会阴伤口周围的组织有无红肿、分泌物及性质和伤口愈合情况,发现异常及时记录并向医师汇报。

3. 对留置导尿管者,应注意导尿管是否通畅。

4. 产后及会阴部手术的患者,每次排便后均应擦洗会阴,预防感染。

5. 每次擦洗前后,护士均需洗净双手,然后再护理下一位患者,并注意无菌操作。注意最后擦洗伤口感染的患者,以避免交叉感染。

重点提示

会阴擦洗是妇科临床护理工作中最常用的护理技术。掌握正确的擦洗顺序并注意无菌操作。

三、会阴湿热敷

(一)目的、适应证

会阴湿热敷是应用热源和药物化学反应直接接触患区,促进局部血液循环,增强局部白细胞的吞噬作用,达到消炎、止痛、促进伤口愈合的目的。适用于会阴部水肿及会阴血肿的吸收期、会阴伤口硬结及早期感染等患者。

(二)物品准备

会阴擦洗包 1 个、医用凡士林、一次性会阴垫 1 块、煮沸的 50% 硫酸镁、纱布数块、棉垫 1 块、红外线灯或热水袋或电热宝。

(三)操作方法

1. 核对患者的姓名,说明会阴湿热敷的原理、方法及效果,以取得患者的理解和配合。

2. 嘱患者排空膀胱,取膀胱截石位,暴露外阴,给患者臀下垫一次性会阴垫。

3. 首先行会阴擦洗,清洁局部伤口,然后再进行会阴湿热敷。

4. 热敷部位先涂一薄层凡士林,盖上纱布,再敷上 50% 硫酸镁热湿纱布,外盖棉垫保温。

5. 一般每 3~5min 更换热敷垫 1 次,热敷时间为 15~30min 或在棉垫外用热水袋或电热宝或红外线照射。

6. 热敷完毕,更换清洁会阴垫,并整理好床单。

（四）护理要点

1. 湿热敷的温度一般为 41~48℃。

2. 湿热敷的面积应是病损范围的两倍。

3. 热敷时定期检查热源，防止烫伤，对感觉不敏感的患者应特别注意。

4. 在湿热敷过程中，护理人员应随时评价热敷效果，并为患者提供生活护理。

重点提示

1. 会阴湿热敷常用于会阴部水肿、会阴血肿的吸收期、会阴伤口硬结及早期感染等患者，会阴血肿的活动期不可行湿热敷，否则会加重病情。

2. 会阴湿热敷时应定期检查热源，防止烫伤。

第二节　阴道护理技术

案例分析

患者，女，36 岁，因外阴瘙痒、阴道分泌物增多 3d 来诊。妇科检查：阴道黏膜充血，有散在红色斑点，阴道后穹窿有大量稀薄的泡沫状分泌物，子宫正常大小，双附件未发现异常。

问题：

该患者应如何处理？其护理诊断是什么？如何护理？

一、阴 道 灌 洗

（一）目的、适应证

阴道灌洗有收敛、热疗、消炎的作用。可促进阴道血液循环，缓解局部充血，减少阴道分泌物，达到治疗炎症的目的。适用于各种阴道炎、宫颈炎的治疗；子宫全切术前或阴道手术前的常规阴道准备。该技术操作技巧要求较高，同时需要患者的良好配合，操作时应动作轻柔。

（二）物品准备

1. 灌洗溶液　常用的有 1∶5000 高锰酸钾溶液、0.1% 聚维酮碘（碘伏）溶液、0.1% 苯扎溴铵溶液、2%~4% 碳酸氢钠溶液、0.5% 醋酸溶液、1% 乳酸溶液等。

2. 灌洗物品　灌洗筒 1 个连接 130cm 长的橡胶管和带调节阀的灌洗头，输液架 1 个，弯盘 1 只，无菌会阴垫 1 块，便盆 1 个，手套 1 副，阴道窥器 1 个，卵圆钳 1 把，无菌干纱布 1 块。

（三）操作方法

1. 核对患者姓名，说明阴道灌洗的目的、方法，引导患者到治疗室。

2. 嘱患者排空膀胱，协助患者取膀胱截石位，暴露外阴，给患者臀下垫会阴垫及便盆。

3. 根据患者病情配制灌洗液 500~1000ml，将装有灌洗液的灌洗筒挂于床旁输液架上，其高度距离床沿 60~70cm 处，排出管内空气，试水温（41~43℃）适宜后备用。

4. 操作者戴手套,右手持灌洗头,先用灌洗液冲洗外阴部,然后用左手分开小阴唇,将灌洗头沿阴道侧壁缓缓插入达阴道后穹窿,边冲洗边将灌洗头围绕宫颈轻轻上下左右移动。或用阴道窥器暴露宫颈后再冲洗,边冲洗边转动阴道窥器,使整个阴道穹窿及阴道侧壁冲洗干净,最后将阴道窥器下压,以便阴道内的残留液完全流出。

5. 当灌洗液约剩 100ml 时,夹住橡胶管,取出灌洗头和阴道窥器,再冲洗一次外阴部,然后扶起患者坐于便盆上,使阴道内的残留液完全流出。

6. 撤离便盆,用纱布擦干外阴,协助患者穿好衣裤,整理用物。

(四)护理要点

1. 灌洗液的温度以 41~43℃ 为宜。

2. 灌洗筒与床沿距离不应超过 70cm,避免压力过大,导致液体或污物进入宫腔或灌洗液与局部作用时间不足。

3. 灌洗动作轻柔,避免损伤阴道和宫颈组织。

4. 灌洗头插入不宜过深,用阴道窥器灌洗时,应转动阴道窥器,使灌洗液能达到阴道各部。

5. 产后 10d 或妇科手术 2 周后的患者,若合并阴道分泌物浑浊、有异味、阴道伤口愈合不良、黏膜感染坏死等,可行低位灌洗,灌洗筒与床沿距离不超过 30cm,以免污物进入宫腔或损伤阴道伤口。

6. 未婚女子可用导尿管灌洗阴道,不用阴道窥器;月经期、产后 10d 内或人工流产术后宫颈内口未关闭、阴道出血者,不宜行阴道灌洗,以防逆行感染;宫颈癌有活动性出血者,禁止阴道灌洗,可行会阴擦洗。

重点提示

1. 阴道灌洗时灌洗筒与床沿的距离不应超过 70cm,灌洗液温度以 41~43℃ 为宜。
2. 阴道灌洗动作轻柔,避免损伤阴道壁和宫颈组织。
3. 月经期、产后 10d 内或人工流产术后宫颈内口未关闭、阴道出血者,不宜行阴道灌洗。

二、阴道及宫颈上药

(一)目的、适应证

阴道及宫颈上药可使药物直接作用于局部炎性病变组织,用于治疗各种阴道和子宫颈的炎症。适用于各种阴道炎、宫颈炎或全子宫切除术后阴道残端炎症的治疗。阴道及宫颈上药在妇科护理操作技术中应用广泛,操作简单,因此,阴道及宫颈上药治疗既可以在医院门诊由护士操作,也可以教会患者自己在家进行局部上药。

(二)物品准备

阴道灌洗物品,阴道窥器、消毒干棉球、长镊子、药品、一次性手套、消毒长棉签或喷雾器等。

(三)操作方法

1. 核对患者姓名,说明阴道及宫颈上药的目的、方法,以取得患者的理解和配合。

2. 嘱患者排空膀胱,协助患者脱去一条裤腿,取膀胱截石位,暴露外阴,给患者臀下垫一次性垫巾 1 块。

3. 上药前应先进行阴道灌洗,阴道窥器暴露阴道、宫颈后,用长镊子夹取消毒干棉球擦干宫颈及阴道穹窿,使药物直接接触病变部位以提高疗效。根据病情及药物形状的不同,采用以下方法。

(1)纳入法:适用于片剂、丸剂、栓剂或胶囊状药物。常用于治疗阴道炎、慢性宫颈炎等患者的治疗。指导患者于睡前洗净双手或戴无菌手套,用一手示指将药片或栓剂向阴道后壁推进至示指完全伸入为止。每晚 1 次,10 次为 1 个疗程。

(2)涂擦法:适用于液体或软膏状药物,用长棉签蘸药物均匀涂擦阴道或宫颈病变部位。用于治疗阴道炎、宫颈炎。

(3)喷洒法:可用喷雾器喷洒,使药物粉末均匀散布在炎性组织表面,常用于治疗老年性阴道炎。

(4)宫颈棉球上药:常用药物有消炎止血粉、抗生素等。适用于子宫颈亚急性或急性炎症伴出血者。操作时,用阴道窥器暴露宫颈,用长镊子夹持带有尾线的蘸药棉球塞压宫颈出血面,按压片刻后轻轻取出阴道窥器,再取出长镊子,将宫颈棉球留于阴道,尾线露出于阴道口外。嘱患者放药 12~24h 后牵引棉球尾线自行取出。

(四)护理要点

1. 涂药用棉签必须捻紧,涂药时应按同一方向旋转,以防棉花落入阴道。
2. 栓剂或片剂最好晚上睡前上药,以免起床后脱出影响疗效。
3. 未婚妇女上药时不用阴道窥器,用细长棉签涂擦或送入。
4. 经期或子宫出血者不宜阴道及宫颈上药;用药期间禁止性生活。

重点提示

经期或子宫出血者不宜阴道及宫颈上药;用药期间禁止性生活。

讨论与思考

1. 会阴擦洗的适应证和护理要点是什么?
2. 阴道灌洗的护理要点有哪些?
3. 某女性患者,29 岁,自然分娩后第 2 日,诉会阴部肿胀不适。体格检查:会阴水肿,尤以会阴切口处为甚。
(1)应采取妇科哪项护理技术消除会阴水肿?
(2)进行该项护理操作时,应注意的护理要点是什么?

(王文瑞)

第 *13* 章

妇女保健

学习要点

1. 妇女保健的意义及目的。
2. 妇女保健工作的组织机构。
3. 女性一生各期保健。
4. 妇女保健统计指标。

第一节　妇女保健概述

一、妇女保健工作的意义

妇女保健以维护和促进妇女健康为宗旨,以预防为主,以保健为中心,以基层为重点,防治结合,开展以生殖健康为核心的妇女保健。做好妇女保健工作,保护妇女健康,直接关系到家庭幸福、人口素质的提高和国家计划生育政策的贯彻落实。

二、妇女保健工作的目的

妇女保健工作目的是通过预防、普查、监护和保健措施,做好妇女各期保健,促进妇女身心健康,减少妇女的患病率,消灭和控制某些疾病及遗传病的发生,控制性传播疾病的播散,降低孕产妇和围产儿死亡率,提高妇女的生活质量。

> **重点提示**
>
> 妇女保健工作是以预防为主,以保健为中心,以基层为重点,防治结合,以生殖健康为核心。妇女保健工作目的是通过预防、普查、监护和保健措施,做好妇女各期保健。

三、妇女保健工作的组织机构

（一）行政机构

1. 卫生和计划生育委员会内设妇幼保健司，下设妇女保健处，领导全国妇幼保健工作。
2. 省级（直辖市、自治区）卫生厅设妇幼保健与社区卫生处。
3. 市（地）级卫生局设妇幼保健科。
4. 县（市）级卫生局设妇幼保健所。
5. 区卫生院设妇幼保健组。

（二）专业机构

各级妇幼保健机构，各级妇产科医院、儿童医院，综合性医院妇产科、计划生育科、儿科、预防保健科，妇产科、儿科诊所，中医机构中的妇科、儿科均属于妇幼卫生专业机构。

四、妇女保健工作的方法

妇女保健工作是一个涉及面广、头绪多、工作量大的社会系统工程，应充分发挥各级妇幼保健专业机构的作用。加强三级妇幼保健网的建设，有计划地组织人员培训和专业技术人员的继续教育，提高专业人员的业务技能水平；做到防治结合；广泛开展社会宣传和健康教育，提高妇女的自我保健意识，开展以生殖健康为核心的妇女保健。

第二节　妇女保健工作的任务

一、妇女各期保健

妇女保健工作是为了保障女性从出生到衰老各个时期健康而开展的各项保健工作，各个时期均有其不同的特点。

（一）青春期保健

针对青春期女性的生理、心理及社会特点，重视影响健康的不良行为问题，除了一般的卫生宣教，如合理营养、适当锻炼、良好的卫生及生活习惯外，重点是月经期的保健和性教育。①月经期保健：正确认识月经；注意经期卫生；避免过度劳累和剧烈运动，注意保暖，加强营养；保持心情舒畅。②性教育：通过性教育使少女了解基本的性生理和性心理知识，正确对待和处理性发育过程中的各种问题，同时进行性道德培养。

（二）围婚期保健

围婚期保健是围绕结婚前后，为保障男女双方及后代健康所进行的保健服务措施，包括婚前医学检查、围婚期健康教育和婚前卫生咨询。

（三）生育期保健

此期妇女生殖功能旺盛，生殖是妇女健康的核心。通过加强孕产期保健，及时诊治高危孕产妇，降低孕产妇死亡率和围生儿死亡率；给予计划生育指导，避免妇女在生育期内因孕育或节育引发各种疾病；加强疾病普查及卫生宣传，早期发现疾病、早期治疗，以保护妇女的身心健康。

(四)围生期保健

围生期保健指一次妊娠从妊娠前、妊娠期、分娩期、产褥期为孕产妇和胎儿及新生儿的健康进行的系列保健措施,通过提高产科质量,降低孕产妇和围产儿死亡率。

1. **孕前保健** 指导夫妻双方选择最佳的受孕时期,如适宜年龄、最佳的身体心理状态、良好的社会环境等,减少高危妊娠和高危儿的发生,确保优生优育。

2. **孕期保健** 加强母儿监护,预防和减少孕产期并发症,确保孕妇和胎儿在妊娠期间的安全、健康。

(1)尽早确诊妊娠,建立孕期保健手册。

(2)定期进行产前系统检查与监护,及时发现和筛选出高危妊娠,加强对高危孕妇的管理与监护。

(3)开展孕期保健及卫生指导:加强孕期营养、预防贫血、防止孕期感染、监测胎儿生长发育、避免有害因素的影响、指导孕妇自我监护、进行分娩及产褥期相关知识、母乳喂养、新生儿筛查及预防接种等宣教。

3. **分娩期保健** 确保分娩顺利,母儿安全。提倡分娩住院,高危孕妇应提前入院。给予产妇生理上、心理上和精神上的帮助和支持,缓解其疼痛和焦虑。以"五防、一加强"为保健重点。"五防"是指防滞产、防感染、防产伤、防窒息、防出血,"一加强"是指加强产时监护和产程处理,促使产程顺利进展。

4. **产褥期保健**

(1)健康教育:指导产妇合理饮食,产妇居室应通风、清洁,保证产妇充分的休息和睡眠,保持外阴清洁,禁止盆浴及性生活,及早下床活动,避免重体力劳动,坚持做产后康复锻炼。

(2)产后访视:产后访视开始于产妇出院后3d内、产后14d和28d各1次,如有必要可酌情增加访视次数。其主要包括指导会阴护理、乳房护理及饮食起居等情况。产妇于产后42d到医院进行健康体检,包括全身检查、妇科检查和婴儿体格检查,提供计划生育指导。

重点提示

1. 分娩期做到防滞产、防感染、防产伤、防窒息、防出血、加强产时监护。
2. 产后访视于产妇出院后3d内、产后14d和28d。

5. **哺乳期保健** 产后产妇用自己的乳汁喂养婴儿的时期为哺乳期,一般为1年。哺乳期保健的中心任务是保护、促进和支持母乳喂养。宣传母乳喂养的优越性,积极推行世界卫生组织(WHO)提出的"促进母乳喂养的十项措施",做到尽早开始哺乳、按需哺乳,母亲要保持良好的心态、不乱用药物。指导产妇采用正确的哺乳姿势和方法,科学护理婴儿,指导避孕。

(五)围绝经期保健

围绝经期是指妇女卵巢功能开始衰退直至绝经后1年内的时期,一般为45~55岁。绝经是妇女的一个正常生理现象,但部分妇女在此期前后可出现因性激素减少所引发的一系列躯体和精神上的心理症状。保健内容:合理安排生活,保持心情舒畅,坚持体育锻炼;重视蛋白质、维生素及微量元素的摄入;保持外阴部清洁,防治月经失调,重视绝经后阴道出血、生殖器官肿瘤的发生,每年体检 1 次;此期生育能力下降,但仍应避孕至绝经后 12 个月。

(六)老年期保健

国际老年学会规定 65 岁以上为老年期。老年妇女生理功能减退,全身防御功能减弱,易患各种身心疾病。因此应指导老年人加强身体锻炼,适度参加社会活动,保持生活规律,心理健康,培养良好的卫生习惯,定期体格检查,合理应用激素类药物,提高生命质量。

二、妇科病的普查普治

建立健全妇女疾病及防癌保健网,定期对育龄妇女进行妇女常见病及良、恶性肿瘤的普查普治工作,35 岁以上育龄妇女每 1~2 年普查一次。普查内容包括妇科检查、阴道分泌物检查、宫颈细胞学检查、B 超检查等。中老年妇女以防癌为重点,对妇科恶性肿瘤应早发现、早诊断、早治疗,以维护妇女健康。

重点提示

35 岁以上育龄妇女每 1~2 年普查一次。普查内容:妇科检查、阴道分泌物的检查、宫颈细胞学检查、B 超等。对妇科肿瘤做到早发现、早诊断、早治疗。

三、计划生育技术指导

开展计划生育知识的健康教育和技术咨询,普及节育科学知识,指导夫妇双方选择适宜的节育措施。严格掌握节育手术的适应证和禁忌证,提高节育手术质量,减少和防止手术并发症的发生,确保受术者的安全与健康。

四、妇女劳动保护

根据妇女生理特点,我国政府建立了较为完善的妇女劳动保护和保健的法律,确保女职工在劳动工作中的安全与健康。

1. 女职工在月经期不得从事装卸、搬运等重体力劳动及高空、低温、冷水、野外及用纯苯作溶剂而无防护措施的作业。

2. 女职工怀孕期间,在劳动时间进行产前检查,按劳动工时计算;孕期不得加班、加点,妊娠满 7 个月后不得安排夜班劳动;不得从事频繁弯腰、攀高、下蹲的作业;不允许降低女职工妊娠期、分娩期、哺乳期的基本工资或解除劳动合同。对有两次以上自然流产史、现又无子女的职工,应暂时调离有可能导致流产的工作岗位。

3. 2015 年国家出台了全面放开生育二孩的政策。女职工生育享受 98 天产假,其中产前可以休假 15 天;难产的,增加产假 15 天;生育多胞胎的,每多生育 1 个婴儿,增加产假 15 天。怀孕未满 4 个月流产的,享受 15 天产假;怀孕满 4 个月流产的,享受 42 天产假。

各省、自治区、直辖市根据国家规定和本地的实际情况也制定了鼓励生育二孩的相关政策。

4. 女职工哺乳时间为 1 年,每天的劳动时间内给予 1h 哺乳时间;生育多胞胎的,每多哺乳 1 个婴儿每天增加 1h 哺乳时间。并不得安排夜班及加班。

5. 每 2 年至少安排 1 次女职工进行妇女常见病检查,检查时间算作劳动时间。

五、女性心理保健

健康的心理对妇女的身心健康有重要的意义,尤其对女性度过一生中几个特定的时期更重要。

(一)月经期心理卫生

许多妇女在月经周期中存在情绪波动问题,尤其是在月经前和月经期,情绪低落,抑郁或脾气急躁。主要表现为烦躁、焦虑、易怒、疲劳等,另外生活方式和环境的改变、工作紧张及情绪剧变,可导致月经周期紊乱和闭经,所以经期应对妇女进行心理卫生宣教。

(二)妊娠期和分娩期心理卫生

孕产期妇女心理特点:喜悦、焦虑、恐惧和依赖心理。焦虑、恐惧主要是对妊娠、分娩、胎儿和产后等方面的关心或担心。这时的心理卫生保健重点是充分休息,进行心理咨询和心理疏导,在分娩过程中,医护人员要耐心安慰孕妇,加强知识教育,丈夫及家人关心、体贴产妇,以消除产妇的焦虑和恐惧。

(三)产褥期心理卫生

产褥期是产妇心理变化较大的阶段,产妇的心理处于脆弱和不稳定状态,在产后 2 周内特别敏感。常见的心理问题是焦虑和产后抑郁,而心理因素可直接兴奋或抑制大脑皮质,刺激或抑制催乳素及缩宫素释放,影响母乳喂养。因此,产褥期要依靠社会支持系统及医护人员了解产妇的心理需要和心理问题,提供指导和帮助。

(四)围绝经期及老年期心理卫生

由于围绝经期及老年期妇女内分泌改变,导致绝经前后的心理障碍。主要是失眠、多虑、孤独、抑郁、易激动等,随着机体逐步适应,内分泌环境重新建立平衡,这些心理反应也会逐渐消失。必要时可加强心理帮助、健康知识宣教和激素替代治疗,并鼓励参加社会活动。

第三节 妇女保健统计指标、孕产妇死亡 与危重症评审制度

一、妇女保健统计指标

(一)妇女病普查普治的常用统计指标

1. 妇女病普查率=期内实查人数/期内应查人数×100%

2. 妇女病患病率=期内患妇女病患者人数/期内受检查妇女人数×100%

3. 妇女病普治率=接受治疗人数/患妇女病总人数×100%

(二)孕产期保健指标

1. 产前检查率=期内产前检查孕妇数/期内孕妇总数×100%

2. 孕产妇系统管理率=期内接受系统管理的孕产妇人数/活产儿数×100%

3. 住院分娩率=期内住院分娩产妇数/期内分娩产妇总数×100%

4. 产后出血率=期内产后出血人数/期内产妇总数×100%

5. 产褥感染率=期内产褥感染人数/期内产妇总数×100%

6. 产后访视率=期内接受产后访视的产妇人数/期内分娩的产妇总数×100%

7. 围产儿死亡率=(孕 28 足周以上死胎数+生后 7d 内新生儿死亡数)/(孕 28 足周以上死胎数+活产数)×1000‰

8. 孕产妇死亡率=年内孕产妇死亡数/年内孕产妇总数×10 万/10 万

9. 新生儿死亡率=期内生后 28d 内新生儿死亡数/期内活产数×1000‰

10. 新生儿访视率=期内新生儿访视人数/期内活产儿数×100%

(三)计划生育统计指标

1. 人口出生率=某年出生人数/该年平均人口数×1000‰

2. 计划生育率=符合计划生育的活胎数/同年活产总数×100%

3. 节育率=落实节育措施的已婚育龄夫妇任一方人数/已婚育龄妇女数×100%

4. 绝育率=男和女绝育数/已婚育龄妇女人数×100%

二、孕产妇死亡评审制度与孕产妇危重症评审制度

孕产妇死亡是指在妊娠期或妊娠终止 42d 之内妇女的死亡,其中不包括意外或偶然因素所致的死亡。我国孕产妇死亡评审制度是各级妇幼保健机构在相应卫生行政部门领导下,成立各级孕产妇死亡评审专家组,通过对病例进行系统分析,及时发现在孕产妇死亡过程中存在的问题,提出干预措施,以提高孕产妇系统管理和产科质量。

孕产妇危重症是指在妊娠、分娩或在产后 42d 内患有任何一种按 WHO 定义的威胁其生命的情况并存活下来的孕产妇病例。孕产妇危重症评审是评价和改善产科服务质量的一种手段,可作为孕产妇死亡评审工作的补充,对降低孕产妇死亡和提高产科质量起到良好的促进作用。

孕产妇死亡评审制度及孕产妇危重症评审制度遵循"保密、少数服从多数、相关学科参评、回避"等原则,及时发现死亡孕产妇或幸存者诊治过程中各个环节存在的问题,有针对性地提出改进措施,以达到提高孕产妇系统管理和产科服务质量,减少孕产妇死亡病例和孕产妇危重症的发生。

讨论与思考

1. 妇女保健工作的意义和目的是什么?

2. 妇女病的普查普治的内容有哪些?

3. 李女士,30 岁,妊娠 45d,恶心、乏力明显,其他无异常。到医院产科咨询妊娠期的注意事项。请给孕妇制订一份孕期保健计划。

(王文瑞　姜思艳)

实　　训

实训一　妇科检查

【实训目的】

1. 掌握妇科检查的注意事项与护理配合。

2. 熟悉妇科检查的方法。

3. 了解妇科患者的心理状况,能对其进行心理护理与健康教育指导。

【实训方法】

1. 电化教学　组织学生观看相关教学录像。

2. 模拟示教与练习　组织学生到实验室利用妇科检查模型及器具进行妇科检查的练习。可以采用边示教、边提问的方法,在增加感性认识的同时,加深理论知识的学习。示教完毕,学生分组在模型上进行练习,教师巡回指导,矫正反馈。

3. 临床见习　组织学生到教学医院妇科门诊见习,了解妇科门诊的布局、设备与管理。在老师的指导下,会采集妇科病史,能初步进行妇科检查,对患者进行心理护理与健康教育指导。

【实训内容】

1. 环境及用物准备　检查室内的温度要适宜。检查床边一定要有屏风遮挡,保护患者的隐私。准备一次性手套(或无菌手套)、一次性臀垫、一次性阴道窥器(或消毒阴道窥器)、无菌棉棒、宫颈刮板或宫颈刷、载玻片、试管、润滑剂、消毒液(碘伏)、灭菌大棉球、无菌长镊子、持物钳、污物桶、照明灯等。

2. 护理人员准备　对待患者态度和蔼,语言亲切,以消除患者的紧张羞怯心理。向患者解释检查的方法和目的。

3. 患者准备

(1)检查前应排空膀胱,必要时导尿,尿失禁患者例外。大便充盈者应在排便后或灌肠后进行。

(2)协助患者脱去一条裤腿,取膀胱截石位,臀部置于检查床的边缘,头部稍微抬高,两手平放于身旁,以利于腹肌放松。对危重患者可在病床上进行检查。

4. 注意事项

(1)检查者态度要严肃认真,语言亲切,操作轻柔,注意保护患者隐私,冬天注意保暖。

(2)注意消毒隔离,检查用器械、一次性臀垫等,要检查 1 人更换 1 次,防止医源性交叉感染。

(3)月经期不做妇科检查,如有异常阴道出血则必须检查,检查前首先消毒外阴,戴无菌手套操作,防止发生感染。

(4)未婚女性应禁止进行阴道窥器检查及双合诊检查,一般只做直肠-腹部诊,如确有检查必要时,应征得患者及家属同意后方可进行阴道窥器检查及双合诊检查。

(5)男医师对女性患者进行检查时,需有其他女性医护人员在场,以减轻患者的紧张心理和避免发生不必要的误会。

【实训步骤】

1. 外阴部检查　直接观察外阴、前庭大腺等有无异常。盆底松弛者要嘱患者用力向下屏气,观察有无尿失禁、子宫脱垂、阴道前后壁膨出等。

2. 阴道窥器检查　将阴道窥器涂润滑剂扩张阴道、暴露宫颈,观察阴道黏膜和宫颈的情况及阴道分泌物有无异常。阴道分泌物异常者,应做滴虫、假丝酵母菌、线索细胞等检查。同时可在宫颈外口鳞-柱上皮交界处采集标本做宫颈细胞学检查。

3. 双合诊检查　检查者示、中二指放入阴道内,另一只手在腹部配合触诊,检查阴道、宫颈、宫体、卵巢、输卵管、宫旁结缔组织及盆腔内壁有无异常。

4. 三合诊检查　一手示指伸入阴道、中指伸入直肠,另一手置于下腹部协同触诊。三合诊检查是对双合诊检查不足的重要弥补,能更清楚了解后倾后屈子宫的大小及盆腔后部的情况。

5. 直肠-腹部诊　一手示指伸入直肠,另一手放在下腹部进行检查,了解盆腔情况。适用于未婚、月经期或阴道闭锁的患者。

6. 记录　检查完毕在病历上记录检查结果。顺序如下:外阴、阴道、宫颈、子宫及双侧附件。

【实训评价】

每组随机抽取1名同学在模型上进行操作,由学生进行评价,教师最后进行点评,并将抽查结果作为该小组的操作成绩。

【实训作业】

总结本次实习体会,书写实习报告。

（李　丽）

实训二　妇科常用特殊检查及护理配合

【实训目的】

1. 掌握妇科常用特殊检查的意义。

2. 掌握妇科常用特殊检查的方法及护理配合。

【实训方法】

1. 电化教学　组织学生观看相关教学录像。

2. 临床见习　组织学生到教学医院观看妇科常用特殊检查方法在临床的应用及护理配合。

【实训内容】

1. 生殖道脱落细胞学检查　筛查生殖器肿瘤。

方法:宫颈刮片、宫颈管涂片。

护理配合如下。

(1)检查前的准备:①患者准备。采集标本前24h内禁止性生活、阴道灌洗、阴道上药及阴道检查。②用物准备。一次性阴道窥器、一次性臀垫、无菌干燥的长棉签、载玻片、宫颈刮板或宫颈刷、标本瓶等。

（2）采集标本配合：协助患者取膀胱截石位，先将宫颈表面的分泌物拭净，刮取标本时动作轻、稳、准。及时送检标本，并注意收集结果。

2. 宫颈活组织检查　是确诊宫颈癌前病变或浸润癌的重要诊断方法。

护理配合如下。

（1）术前准备：①患者准备。患有阴道炎症，应治愈后再取活检；手术时间安排在月经干净后3~7d。②用物准备。消毒的阴道窥器、宫颈钳、宫颈活检钳、无菌长镊子、碘伏棉球、无菌干棉球、带尾棉球、标本瓶等。

（2）术后护理：多点活检的组织应分装于已标记好的标本瓶中固定；嘱患者24h后自行取出阴道内的带尾棉球，若阴道出血多应及时就诊；保持外阴清洁，1个月内禁止盆浴及性生活。

3. 诊断性刮宫　是诊断宫腔疾病最常用的方法。怀疑同时患有宫颈管病变时，进行分段诊刮。分段诊刮是诊断子宫内膜癌最常用、最有价值的诊断方法。

护理配合如下。

（1）术前准备：①患者准备。生殖器官急性炎症应治愈后再刮宫；不孕症或功能失调性子宫出血患者应在月经前或月经来潮6h内刮宫，以判断有无排卵及黄体功能不良。②用物准备。人工流产包、标本瓶等。

（2）术后护理：将刮出物装于已标记好的标本瓶中固定，及时送病理检查；留患者在观察室内观察1h，无腹痛及内出血征象时方可离院；嘱保持外阴清洁，术后2周内禁止盆浴及性生活，以防感染。

4. 输卵管通畅检查　检查输卵管是否通畅，了解宫腔形态、输卵管形态及输卵管阻塞的部位。

方法：输卵管通液术、子宫输卵管造影。

护理配合如下。

（1）术前准备：①患者准备。术前3d禁止性生活，月经干净3~7d检查，术前半小时肌内注射阿托品0.5mg，造影者做碘过敏试验，术前排空膀胱，便秘者行清洁灌肠。②用物准备。人工流产包、子宫导管、血管钳、注射器、无菌液体或造影剂等。

（2）术中配合：所用无菌液体以接近体温为宜，推注液体或造影剂时用力不宜过大，推注不宜过快。注意观察患者有无下腹疼痛及疼痛的程度。

（3）术后护理：安置患者休息，观察1h无异常方可离院；术后2周内禁止盆浴及性生活，酌情给予抗生素预防感染。

【实训评价】

每组随机抽取1名学生对妇科常用的1个特殊检查进行物品准备，并检测其操作步骤及术中配合情况，先由学生进行评价，然后带教老师进行总结，并将抽查结果作为小组的操作成绩。

【实训作业】

书写实习报告，总结实习体会。

（李　丽）

实训三　女性生殖系统炎症患者的护理

【实训目的】

1. 掌握常见的妇科炎症的临床表现、诊断、处理及护理要点。

2. 比较滴虫阴道炎与外阴阴道假丝酵母菌病有何异同点,能分别做出正确的护理指导。

【实训方法】

1. 临床见习　由教师带领学生到教学医院妇科门诊见习几种常见的妇科炎症,通过病史询问、查体及必要的辅助检查,做出临床诊断,提出治疗方案,并能进行护理指导。

2. 病例讨论　选择典型住院病例,先让学生去询问病史、查体,然后组织学生进行病例讨论。

【实训内容】

病例 1

某女性患者,25 岁,已婚,因外阴瘙痒、灼痛 5d 来院就诊。全身检查无异常。妇科检查:小阴唇内侧及阴道黏膜附着有白色膜状物,擦除后露出红肿黏膜面,阴道内有大量白色稠厚豆渣样分泌物,子宫及双侧附件无异常。

问题:

1. 该患者最可能的临床诊断是什么?

2. 为了明确诊断,应做何辅助检查?

3. 其治疗措施及护理要点有哪些?

病例 2

某女性患者,30 岁,已婚,阴道分泌物增多伴外阴瘙痒 3d 来诊。妇科检查:阴道黏膜充血,后穹窿处见多量白带,稀薄,呈灰黄色、泡沫状,有异味,宫颈光滑,子宫及双侧附件无异常。

问题:

1. 考虑最可能的诊断是什么?

2. 为了明确诊断应做什么辅助检查?

3. 如何治疗? 治愈的标准是什么? 如何进行护理指导?

病例 3

某女性患者,36 岁,已婚。妊娠 3 个月,自然流产后 7d,阴道出血不多,但分泌物呈脓血性,有异味,发热伴下腹痛 5d,今晨疼痛加剧。检查:痛苦病容,体温 39.6℃,脉搏 110 次/分,呼吸 24 次/分,血压 110/70mmHg。心肺听诊无异常,肝脾未触及,腹痛拒按。妇科检查:阴道黏膜无充血,阴道内有多量脓血性分泌物,宫颈充血,宫颈外口见脓血性分泌物流出,宫颈举痛,宫体略大且软、压痛,右附件区压痛明显,触及边界不清的囊性肿块,约 5cm×6cm×4cm 大小,左附件区有轻压痛。白细胞 $11.5×10^9/L$,中性粒细胞 0.90,血红蛋白 90g/L。

问题:

1. 该患者最可能的诊断是什么?

2. 为了明确诊断,应做哪些辅助检查?

3. 分析患病的原因,找出预防措施。为了控制病情发展,应做哪些护理指导?

病例 4

32 岁妇女,婚后 5 年未孕。2 年来月经量少,近 3 个月闭经,经常低热。全身及腹部检查无异常。妇科检查:外阴、阴道、宫颈无异常,宫体较小,活动不良,两侧宫旁结缔组织增厚,左侧附件区可触及 3cm×3cm×2cm 的肿块,轻压痛。红细胞沉降率为 30mm/h。诊断性刮宫发现宫腔不规则,刮出组织少。子宫输卵管造影显示输卵管不通,有串珠样改变。

问题:

1. 该患者的诊断是什么?

2. 其治疗措施及护理要点有哪些?

【实训评价】

每组选派 1 人说出 1 个典型病例的诊断、辅助诊断方法、治疗方案、护理诊断及护理措施,先由学生评价,然后带教老师对讨论结果综合评议、完善补充,并将结果作为该小组的操作成绩。

【实训作业】

书写实习报告,总结学习体会。

(李 丽)

实训四　女性生殖系统肿瘤患者的护理

【实训目的】

1. 掌握各种常见女性生殖系统肿瘤的临床表现、治疗原则。

2. 掌握各种常见女性生殖系统肿瘤确诊的方法。

3. 能根据不同病例,提出患者存在的护理诊断,并制订出相应的护理措施。

【实训方法】

1. 多媒体教学　组织学生观看女性生殖系统肿瘤各种不同手术的视频。

2. 临床见习　由带教老师将学生带至病房,以小组为单位,将事先选好的典型病例安排给各组,由组长带领到患者病床前直接进行病史询问及查体。

3. 病例讨论　各小组根据收集的病史资料及查体结果,进行讨论,然后做出临床诊断;指出在有关辅助检查中确诊的方法;找出存在的护理诊断,并制订出相应的治疗方案及护理措施。

【实训内容】

病例 1

章女士,48 岁,已婚,孕 5 产 3。因性交后偶发阴道少量出血 1 年,加重 2 个月来诊。患者 1 年前性交后偶尔阴道出现少量出血,量少,可自行消失。曾在当地医院按宫颈糜烂治疗,效果不佳。近 2 个月以来,性交后阴道出血明显增多,持续时间较长,可自行消失。患者担心病情复发,求进一步治疗来院。妇科检查:外阴、阴道未见异常,宫颈肥大,重度糜烂呈乳头型,质脆,触之易出血,子宫前位,大小正常,活动,无压痛,双附件(-)。采用液基薄层细胞检测:TBS 分类结果为高度鳞状上皮内病变。

问题:

1. 临床诊断是什么?

2. 诊断依据是什么?

3. 为进一步确定诊断,还需做什么检查? 如何治疗?

4. 存在哪些护理诊断,如何护理?

病例2

刘女士,42 岁,已婚,孕 2 产 1。因经期延长、经量增多近 1 年,不规则阴道出血 3 个月来诊。患者以往月经规律,4~5d/28~30d,量中。近 1 年来出现不明原因的月经失调,9~10d/19~25d,量较多。自行服用避孕药治疗,效果不佳,近 3 个月来,病情加重,出现不规则阴道出血,量较前期更多,伴全身无力、头晕。既往体健。查体:心率 100 次/分,面色苍白,心肺未见异常。妇科检查:外阴、阴道未见异常,宫颈轻度糜烂,子宫前位,如妊娠 8 周大小,质硬,活动,无压痛,双附件(-)。血常规检查:血红蛋白 80g/L。

问题:

1. 该患者患什么疾病? 依据有哪些?

2. 为确诊,应进行哪项检查?

3. 应如何治疗该病?

4. 可能存在哪些护理诊断? 如何护理?

病例3

孙女士,63 岁,婚后未育。因不规则阴道出血 20d 来诊。患者既往月经规律,8 年前绝经,近 20d 来出现不规则阴道出血,自感头晕乏力。既往有高血压病史。查体呈贫血貌;妇科检查:阴道内有少量血迹,宫颈光滑,无明显萎缩,子宫前位、稍大、质软、活动、无压痛,双附件(-)。

问题:

1. 该患者可能患哪种疾病? 有哪些依据?

2. 需要进一步做哪项检查确定诊断? 治疗原则是什么?

3. 存在哪些护理诊断? 如何护理?

病例4

李女士,36 岁,已婚,孕 2 产 1。因突然下腹痛 2h 入院。患者自述 1 年前体检时发现左下腹有一包块,直径约 7cm,无不适。今晨起床时突然出现左下腹剧烈疼痛,伴恶心、呕吐。查体患者呈痛苦面容,腹壁紧张,左下腹明显压痛;妇科检查:外阴、阴道未见异常,宫颈光滑,子宫前位、大小正常,左侧附件区可触及一张力较大的直径约 12cm 的包块,压痛明显,右侧附件未见异常。

问题:

1. 对该患者应做如何诊断?

2. 还需做哪项检查? 如何治疗?

3. 存在哪些护理诊断? 如何护理?

【实训评价】

每个小组分别派出 1 人,描述所在小组对应病例病史的采集情况,并解答提出的相关问题,先由其他小组进行评价,然后带教老师做总结性评价,记录评价结果,作为实践成绩。

【实训作业】

1. 各小组讨论见习体会。

2. 写出并上交实践报告。

(王月秋)

实训五　妊娠滋养细胞疾病患者的护理

【实训目的】

1. 掌握滋养细胞疾病的临床表现、诊断方法、治疗原则。

2. 能正确鉴别葡萄胎、侵蚀性葡萄胎、绒毛膜癌。

3. 能根据不同病例,提出患者存在的护理诊断,并制订相应的护理措施。

【实训方法】

1. 临床见习　由带教老师将学生带至病房,以小组为单位,将事先选好的病例分别安排给各组,由组长带领到患者病床前直接进行病史询问及查体。

2. 病例讨论　各小组根据收集的病史资料及查体结果,进行讨论,然后做出临床诊断;指出在有关辅助检查中确诊的方法;找出存在的护理诊断,并制订相应的治疗方案及护理措施。

【实训内容】

病例 1

刘女士,27 岁,已婚,孕 1 产 0。因停经 85d,阴道不规则出血 1 周入院。妇科检查:外阴未见异常,阴道内有少量血迹,宫颈光滑,宫口未开,子宫如孕 16 周大、软,未触及胎体,未闻及胎心音,双附件区分别触及约鹅蛋大小的囊性包块,活动、表面光滑、无压痛。尿妊娠试验(+)。

问题:

1. 该患者诊断为何种疾病? 依据是什么?

2. 需做什么检查? 如何治疗?

3. 有哪些护理诊断? 如何护理?

病例 2

李女士,30 岁,孕 1 产 0。因不规则阴道出血 10d 入院。患者 6 个月前因患葡萄胎行清宫术,术后未定期随访。10d 前出现不规则阴道出血,伴咳嗽,于当地医院对症治疗后无明显好转,担心患其他疾病来诊。妇科检查:阴道内有少量血迹,阴道、宫颈着色,子宫前位、稍大、质软、活动、无压痛,双附件(-)。

问题:

1. 怀疑是哪种疾病?

2. 为确诊需要做哪些检查? 如何治疗?

3. 需要与哪些疾病鉴别?

4. 找出存在的护理诊断,并制订相应的护理措施。

【实训评价】

每个小组分别派出 1 人,描述所在小组对应典型病例病史的采集情况,并解答提出的相关问题,先由其他小组进行评价,然后带教老师做总结性评价,记录评价结果,作为实践成绩。

【实训作业】

1. 各小组讨论见习体会。

2. 写出并上交实践报告。

(王月秋)

实训六　生殖内分泌疾病患者的护理

【实训目的】

1. 通过临床见习和病例讨论,熟悉生殖内分泌疾病患者的症状和体征。

2. 掌握生殖内分泌患者的护理诊断及护理措施。

3. 了解功能失调性子宫出血患者、绝经期综合征患者的心理状况,在实践中体现对患者的关心和爱护。初步掌握功能失调性子宫出血患者、绝经期综合征患者的心理护理及健康教育的内容与技巧。

【实训方法】

1. 临床见习　在带教老师的指导下接触功能失调性子宫出血患者、绝经期综合征患者,采集病史,观察病情,进行必要的体格检查;了解患者目前的病情状况、护理措施、治疗效果;对患者进行心理护理。

2. 病例讨论　无见习条件时,可进行病例讨论。教师可选若干典型功能失调性子宫出血病例、绝经期综合征病例,组织学生分组讨论、发言,教师最后总结指导。

3. 根据见习或病例讨论的患者的实际情况,提出护理诊断,制订护理措施和健康教育计划。

【实训内容】

病例 1

患者女性,14 岁。因停经 2 个月,阴道出血 10d 入院。患者 13 岁月经初潮,月经每 2~3 个月来潮 1 次,每次持续 7~15d,无痛经。现停经 2 个月,10d 前出现阴道出血,刚开始似月经量,近 2d 阴道出血增多,色鲜红,伴大血块,感头晕、乏力、心悸,急诊入院。体检:体温 37℃,脉搏 98 次/分,呼吸 20 次/分,血压 85/60mmHg。全身皮肤黏膜苍白,无黄染及出血点,下肢水肿明显。其他未见异常。实验室检查:RBC $2.4×10^{12}$/L,Hb 68g/L,WBC $4.5×10^9$/L,PLT $150×10^9$/L。B 超检查示:生殖器官发育良好,盆腹腔未见异常。

问题:

1. 最可能的诊断是什么?

2. 其治疗原则是什么? 护理诊断有哪些? 如何护理?

病例 2

患者女性,48 岁。近 3 个月出现情绪烦躁、易激动、失眠及颈部、颜面皮肤潮红,伴有潮热感,继之出汗,汗后又畏寒,来院就诊。患者既往月经规律,近 1 年来月经紊乱,周期不规则,经期延长。全身体格检查无异常,盆腔检查无器质性病变。B 超检查盆腹腔未见异常。实验室检查:血 FSH 25U/L,E_2 153pmol/L(FSH>10U/L,提示卵巢储备功能下降;FSH>40U/L,提示卵巢功能衰竭。E_2 正常值范围:卵泡期 110~1830pmol/L;黄体中期 690~880pmol/L;绝经后 37~110pmol/L)。

问题:

1. 最可能的诊断是什么?

2. 其治疗原则是什么? 护理诊断有哪些? 如何护理?

【实训评价】

每组派学生代表说出该病例的诊断、治疗要点、护理诊断及护理措施,老师对讨论结果综合评议、完善补充。

【实训作业】

1. 书写实践报告。

2. 思考功能失调性子宫出血患者在临床表现、治疗、护理诊断及护理措施方面与绝经期综合征有何不同。

(朱 英)

实训七　妇科腹部手术患者的一般护理

【实训目的】

1. 掌握妇科腹部手术的术前准备过程和术后护理要点。

2. 熟悉妇科腹部手术一般护理用品。

【实训方法】

1. 观看教学录像。

2. 安排医院见习。

【实训内容】

1. 妇科腹部手术一般护理的多媒体资料。

2. 常用的妇科腹部手术护理用品。

3. 病例资料

某女性患者,42 岁。因月经增多 3 个月就诊。查体:体温 36.8℃,血压 120/80mmHg,心肺听诊未闻及异常,肝脾未触及。外阴已婚已产式,无红肿,阴道通畅,分泌物不多。宫颈肥大,无举痛,子宫前位,约妊娠 3 个月大,质硬、形态不规则,表面结节感。双侧附件区无异常。血常规提示红细胞 $4.1×10^{12}$/L,血红蛋白 105g/L,白细胞 $6.7×10^9$/L,中性粒细胞 0.80,血小板 $250×10^9$/L。B 超提示子宫肌瘤。该患者诊断为多发性子宫肌瘤,拟行经腹全子宫切除术。

问题:

1. 经腹全子宫切除术的术前准备有哪些?

2. 经腹全子宫切除术的术后护理措施有哪些?

【实训评价】

每组选派学生代表说出该病例拟行经腹全子宫切除术的术前准备及术后护理措施,先由学生评价,然后带教老师对讨论结果综合评议、完善补充,并将结果作为该小组的操作成绩。

【实训作业】

1. 妇科腹部手术如何进行肠道准备?

2. 写出病例资料中患者的术后护理诊断,请完成 1 份护理计划。

(姜思艳)

实训八　阴部手术患者的一般护理

【实训目的】

1. 掌握阴部手术的术前准备过程和术后护理要点。

2. 熟悉阴部手术一般护理用品。

【实训方法】

1. 观看教学录像。

2. 安排医院见习。

【实训内容】

1. 阴部手术一般护理的多媒体资料。

2. 常用的阴部手术护理用品。

3. 病例资料

某女性患者,65 岁。诊断:子宫脱垂Ⅲ度伴阴道前壁膨出。拟行经阴道全子宫切除术+阴道前壁修补术。

问题:

1. 经阴道全子宫切除术+阴道前壁修补术的术前准备有哪些?

2. 经阴道全子宫切除术+阴道前壁修补术的术后护理措施有哪些?

【实训评价】

每组选派学生代表说出该病例拟行经阴道全子宫切除术+阴道前壁修补术应做的术前准备和术后护理措施,先由学生评价,然后带教老师对讨论结果综合评议、完善补充,并将结果作为该小组的操作成绩。

【实训作业】

1. 写出病例资料中患者的术前护理诊断,皮肤准备的区域是什么?

2. 阴部手术的术后护理和腹部手术的术后护理有什么不同?

(姜思艳)

实训九　宫内节育器的放置及取出术的护理

【实训目的】

1. 熟练掌握宫内节育器放置(或取出)术的术前准备及注意事项。

2. 掌握宫内节育器放置(或取出)术的术中配合。

3. 学会宫内节育器放置术的操作方法。

【实训方法】

理论课后组织学生观看多媒体课件或宫内节育器放置及取出术的视频资料,教师在模型上边讲解边演示,然后学生分组模拟练习,教师指导,或去医院计划生育科见习。

【实训内容】

1. 用物

(1)无菌器械包:阴道窥器 1 个、消毒钳 2 把、宫颈钳 1 把、探针 1 根、放环器 1 把、取环器

1把、宫颈扩张器4~6号各1根、弯盘1个、剪刀1把、药杯1个、节育器、双层大包布1块、洞巾1块、脚套2只、干纱布、棉球若干。另备无菌手套、常规消毒溶液及其他消毒用物。

（2）消毒包装的节育器：使用前注意查看有无破损或过期。

（3）其他：妇科检查床、计划生育模型。

2. 步骤

（1）说出宫内节育器放置及取出术的适应证及禁忌证。

（2）回示产妇应采取的体位。

（3）回示操作步骤及配合要点。

（4）见习宫内节育器放置及取出术的具体操作步骤，并对受术者进行护理评估，讨论并制订护理计划。

【实训评价】

抽查学生物品准备、操作经过及术中配合情况，先由学生进行评价，然后带教老师进行总结，并将结果作为小组成绩。

【实训作业】

学生以组为单位，课后完成1份实习报告。

（姜思艳）

实训十　人工流产手术患者的护理

【实训目的】

1. 熟练掌握人工流产负压吸引术的术前准备。

2. 掌握人工流产术的术中配合及术后护理。

3. 了解人工流产负压吸引术的操作步骤。

4. 熟悉人工流产术的注意事项。

【实训方法】

学生观看多媒体课件及人工流产负压吸引术的视频资料，教师在模型上边讲解边演示，然后教师指导学生分组模拟练习，或去医院计划生育科见习。

【实训内容】

1. 用物

（1）人工流产器械包。包括阴道窥器1个、消毒钳2把、宫颈钳1把、子宫探针1个、宫颈扩张器4~10号（钳刮术时至14号）各1根、小刮匙1把、有齿卵圆钳1把、小头卵圆钳1把、不同型号的吸管（5~8号）各1根、硬质橡皮管、弯盘1个、小药杯1个、换药碗1个、纱布及干棉球若干、双层大包布1块、孔巾1块、脚套2只、长棉签2支，以上物品打包后高压灭菌消毒备用。

（2）无菌手套，负压吸引装置，缩宫素、阿托品等急救药品。

（3）多媒体资料、计划生育模型。

（4）学生应在指定地点更衣、换鞋、戴好口罩后才可进入操作区域。

2. 步骤

（1）说出人工流产负压吸引术的适应证。

（2）回示孕妇应采取的体位、麻醉方法。

(3)回示操作步骤及配合要点。

(4)见习负压吸引术的具体操作步骤,并对受术者进行护理评估,讨论并制订护理计划。

【实训评价】

抽查学生物品准备、操作经过及术中配合情况,先由学生进行评价,然后带教老师进行总结,并将结果作为小组成绩。

【实训作业】

学生以组为单位,课后完成1份实习报告。

(姜思艳)

实训十一　输卵管绝育手术患者的护理

【实训目的】

1. 熟练掌握输卵管绝育手术的术前准备。

2. 掌握输卵管绝育手术的术中配合及术后护理。

3. 了解输卵管绝育手术的操作步骤。

4. 熟悉输卵管绝育手术的注意事项。

【实训方法】

理论课后组织学生观看输卵管绝育手术的视频资料,教师对提出的案例进行分析、讨论、指导,或去医院手术室见习。

【实训内容】

1. 用物　多媒体资料。

2. 步骤

(1)说出输卵管绝育手术的适应证。

(2)说出受术者应采取的体位、麻醉方法。

(3)观看操作步骤要点。

(4)见习输卵管绝育术的具体操作步骤,并对受术者进行护理评估,讨论并制订护理计划。

【实训评价】

抽查学生输卵管绝育手术操作步骤及术中配合情况,先由学生进行评价,然后带教老师进行总结,并将结果作为小组成绩。

【实训作业】

学生以组为单位,课后完成1份实习报告。

(姜思艳)

实训十二　妇科常用局部护理技术

【实训目的】

1. 熟悉各项妇科常用护理操作技术的适用范围。

2. 熟练掌握各项妇科护理操作的用物准备及护理要点。

3. 学会妇科常用护理操作技术的操作方法。

4. 培养学生在妇科护理操作时应具备的业务技术和职业道德素质,爱护教具。

【实训方法】

1. 多媒体演示　理论课后组织学生去多媒体教室,认真观看坐浴、会阴擦洗、会阴湿热敷、阴道或宫颈上药的操作过程录像资料,看后由学生提出问题,并加以解答。

2. 模拟示教与练习　由带教老师在模型上边讲解边演示,注意讲解护理要点,然后由学生按操作步骤(见第 12 章)反复练习直至达标。

3. 临床见习　组织学生到医院妇科门诊或病房治疗室见习,观看妇科常用护理操作技术的具体操作步骤。

【实训内容】

1. 物品准备

(1)坐浴:①坐浴盆 1 个,41～43℃ 的温开水 2000ml,30cm 高的坐浴架 1 个,无菌纱布 1 块。②常用坐浴液。1:5000 高锰酸钾溶液、1% 乳酸溶液、0.5% 醋酸溶液、2%～4% 碳酸氢钠溶液、0.1% 聚维酮碘溶液、0.1% 苯扎溴铵等。

(2)会阴擦洗:①无菌会阴垫或橡皮布 1 块,冲洗壶 1 个,便盆 1 只。②会阴擦洗包 1 个,内有消毒治疗巾 1 块,无菌弯盘 2 只,无菌镊子或消毒止血钳 2 把,无菌棉球若干,无菌干纱布 2 块。

(3)会阴湿热敷:会阴擦洗包 1 个、医用凡士林适量、一次性会阴垫 1 块、煮沸的 50% 硫酸镁、纱布数块、棉垫 1 块、红外线灯或热水袋或电热宝。

(4)阴道灌洗:①灌洗溶液。常用的有 1:5000 高锰酸钾溶液、0.1% 聚维酮碘、0.1% 苯扎溴铵溶液、2%～4% 碳酸氢钠溶液、1% 乳酸溶液、0.5% 醋酸溶液等。②物品。灌洗筒 1 个连接 130cm 长的橡胶管和带调节阀的灌洗头,输液架 1 个,弯盘 1 只,无菌会阴垫 1 块,便盆 1 个,手套 1 副,阴道窥器 1 只,卵圆钳 1 把,无菌干纱布 1 块。

(5)阴道及宫颈上药:阴道灌洗物品,阴道窥器、消毒干棉球、长镊子、药品、一次性手套、消毒长棉签或喷雾器等。

2. 环境准备　清洁明亮的妇科实验室,配有妇科检查床及护理操作模型;电教设备。

3. 学生准备　工作衣、鞋、帽,着装整洁,戴口罩、剪指甲、洗手;打开无影照明灯,戴手套,准备检查及操作。

4. 操作步骤　见第 12 章。

【实训评价】

选举小组内学生代表模拟操作,并由学生进行评价,教师最后点评,并将结果作为操作成绩。

【实训作业】

写出本次实训体会,完成实训报告。

(王文瑞　姜思艳)

实训十三　妇女保健工作的方法

【实训目的】

1. 熟知妇女保健工作的方法。

2. 掌握妇女一生各阶段的保健措施。

3. 说出对妇女病进行普查普治的意义和方法。

4. 学会对妇女保健资料进行统计。

【实训方法】

1. 播放妇女保健知识的多媒体资料,复习有关妇女保健知识,进行病例讨论。

2. 课前到社区内调查妇女保健统计指标有关资料。

3. 到基层妇幼保健机构见习。

【实训内容】

1. 用物　教学资料片、多媒体课件。

2. 病例讨论

病例1:王女士,26岁,与男友小刘恋爱3年,计划2个月后结婚,但是王女士患有乙型肝炎未完全治愈,请给王女士合理的保健指导。

病例2:李女士,25岁,停经42d,经医院诊断:早期妊娠。目前对李女士的保健指导是什么?在整个妊娠期间对李女士的保健措施是什么?

病例3:刘女士,36岁,孕2产2,身体感觉良好,2d前清洗阴道时有点滴出血,家人建议她到医院检查,刘女士却说不影响生活和工作,没关系。你认为刘女士应不应该到医院检查呢?利用所学知识提出合理化建议。

3. 运用调查的妇女保健统计指标有关资料进行妇女保健统计。

4. 组织学生到基层妇幼保健机构参观,了解其布局、必要设备及管理要求。了解常见妇女病普查普治的方法和工作程序。

【实训评价】

选举小组内学生代表回答教师提出的问题,并由学生进行评价,教师最后点评。

【实训作业】

写出本次实训体会,完成实训报告。

(王文瑞　姜思艳)

《妇科护理》数字化辅助教学资料

一、网络教学资料

1. 网址 www. ecsponline. com/topic. php? topic_id＝29

2. 内容

(1)教学大纲及学时安排

(2)教学用 PPT 课件

二、手机版数字化辅助学习资料

1. 网址(二维码)

2. 内容

(1)知识点/考点标注

(2)练习题:每本教材一套,含问答题、填空题、选择题等多种形式

(3)模拟试卷

三、相关选择题答案

第 2 章　妇科病史检查及护理配合

1. D　2. C　3. D　4. A　5. B　6. A　7. D　8. A　9. B　10. A　11. B　12. B

第 3 章　女性生殖系统炎症患者的护理

1. E　2. C　3. E　4. C　5. A　6. A　7. A　8. E　9. E　10. C　11. B　12. A　13. A
14. D　15. A　16. B　17. D　18. D　19. A　20. A　21. C

第 4 章　女性生殖系统肿瘤患者的护理

1. A　2. A　3. C　4. A　5. D　6. B　7. A　8. B　9. A　10. D　11. C　12. D　13. D
14. D　15. B　16. C　17. C　18. B　19. C　20. E　21. A　22. D　23. C　24. A　25. C　26. D
27. A　28. E　29. C　30. A　31. D　32. D　33. A　34. B　35. C　36. D　37. B　38. C　39. D
40. C　41. C　42. A　43. D　44. C　45. A　46. C　47. D　48. C　49. B　50. B　51. A　52. C
53. E　54. C　55. C　56. D　57. D　58. B　59. C　60. D　61. C　62. D　63. C　64. A　65. B
66. D　67. E　68. D　69. A　70. C　71. B　72. B　73. C　74. B　75. B　76. C　77. E　78. D
79. A　80. C　81. E　82. A　83. D　84. C　85. B　86. C　87. B　88. C　89. A　90. C　91. B
92. C　93. C　94. E　95. D

第 5 章　妊娠滋养细胞疾病患者的护理

1. C　2. B　3. C　4. B　5. A　6. A　7. D　8. E　9. C　10. C　11. D　12. C　13. A
14. B　15. B　16. E　17. B　18. E　19. A　20. A　21. C　22. B　23. D　24. C　25. C　26. C
27. E　28. E　29. D　30. A　31. C　32. E　33. A　34. E　35. C　36. A　37. B　38. C　39. C
40. E

第6章　生殖内分泌疾病患者的护理

1. E　2. C　3. C　4. B　5. C　6. D　7. A　8. C　9. D　10. E　11. E　12. A　13. A
14. E　15. A　16. A　17. C　18. E　19. B　20. D　21. C　22. B　23. A　24. A　25. B　26. D
27. C　28. B　29. A　30. E　31. D　32. E　33. E　34. B　35. C　36. D　37. E　38. E　39. B
40. C　41. D　42. E　43. C

第7章　子宫内膜异位症和子宫腺肌病患者的护理

1. E　2. C　3. C　4. D　5. A　6. B　7. B　8. E　9. E　10. D　11. E　12. E　13. D
14. B　15. E　16. A　17. E

第8章　盆底功能障碍性及生殖器官损伤疾病患者的护理

1. A　2. A　3. B　4. C　5. D　6. A　7. A　8. C　9. E　10. A　11. B　12. D　13. D
14. D　15. B　16. E　17. B　18. C　19. A　20. E　21. A　22. A　23. C　24. D　25. A　26. A
27. D　28. C　29. A　30. D　31. E　32. B　33. C　34. D　35. E

第9章　不孕症与辅助生殖技术患者的护理

1. B　2. D　3. D　4. A　5. C　6. B　7. A　8. C　9. C　10. C　11. A　12. D　13. B
14. A　15. C

第10章　妇科手术患者的护理

1. A　2. A　3. D　4. C　5. D　6. B　7. C　8. C　9. E　10. D　11. C　12. C　13. D
14. E　15. D　16. D　17. D　18. D　19. D　20. A

第11章　计划生育妇女的护理

1. D　2. C　3. A　4. E　5. A　6. E　7. B　8. E　9. C　10. C　11. C　12. B　13. B
14. A　15. D　16. C　17. A　18. C　19. D　20. C　21. A　22. A　23. B　24. B　25. D　26. E
27. B　28. E　29. E　30. A　31. C　32. A　33. A　34. C　35. C　36. E　37. B　38. B　39. D
40. A　41. C　42. A　43. A　44. A　45. C　46. A

第12章　妇科常用局部护理技术

1. A　2. B　3. C　4. E　5. C　6. E　7. B　8. A　9. B　10. E　11. A　12. E　13. B
14. E　15. E　16. E

第13章　妇女保健

1. E　2. B　3. B　4. E　5. E　6. E　7. E　8. E　9. E　10. C　11. E　12. B　13. B
14. E